院前急救全科手册
中西医结合

董胜利　主编

学苑出版社

图书在版编目（CIP）数据

院前急救全科实用手册：中西医结合/董胜利主编．—北京：学苑出版社，2018.11

ISBN 978 - 7 - 5077 - 5560 - 2

Ⅰ. ①院… Ⅱ. ①董… Ⅲ. ①中西医结合 - 急救医学 - 手册 Ⅳ. ①R459.7 - 62

中国版本图书馆 CIP 数据核字（2018）第 220603 号

责任编辑：黄小龙
出版发行：学苑出版社
社　　址：北京市丰台区南方庄 2 号院 1 号楼
邮政编码：100079
网　　址：www. book001. com
电子邮箱：xueyuanpress@ 163. com
销售电话：010 - 67601101（销售部）67603091（总编室）
印　刷　厂：北京画中画印刷有限公司
开本尺寸：880 × 1230　1/32
印　　张：7. 375
字　　数：191 千字
版　　次：2018 年 11 月第 1 版
印　　次：2018 年 11 月第 1 次印刷
定　　价：48. 00 元

编　委　会

主　编　董胜利

副主编　张　锐　南　江　郭　凯

编　委　（按姓氏笔画排序）

宁　龙　李　红　张　锐

南　江　郭　凯　董　昌

董胜利

目 录 CONTENTS

第一部分

总论

第一章

院前急救概述

院前急救的历史发展

一、现代医学院前急救的发展史

现代医学院前急救的发展和医学一样是在人类长期与疾病做斗争的实践中产生和发展的，受到社会经济、科学、文化等方面的制约。院前急救作为整个卫生医疗服务工作中急救医疗服务的一个组成部分，其组织形式和管理方式必然与本国的医疗制度相适应。

（一）各国院前急救的发展史

1. **法国**　19 世纪初拿破仑时代诞生紧急医疗救助系统，当时战争较多，救护车是马车式，医生是麻醉科医生担任。1883 年巴黎当局设立了两匹马拉救护车，用于医院间转运传染病人。1884 年法国消防组织被赋予对灾伤时进行紧急的现场医疗急救服务的权处。法国院前急救主要是由医生担任出诊任务。19 世纪 70 年代的欧洲，电话刚刚进入使用时期，人们就开始用电话进行医疗救助。急救专用电话号码"15"。1986 年以国家立法形式确定院前急救 SAMU（紧急医疗救护处）的任务和资金保障，其任务是：①24 小时院前急救服务；②医

3

疗咨询；③病人的派送；④灾害的抢救；⑤群众的培训；⑥专业急救医生的培训。

2. 德国 19 世纪初院前急救是由红十字会和汽车俱乐部主持，90％的救护车属红十字会所有。救护车有两种制度：一种是固定的，即医生和医助都设在医院内，平时他们做自己的日常工作，遇有任务，急救中心可以通知他们救护车出诊（救护车停放在医院附近，随时待命）；另一种是临时在出事地点聚汇，即医生和医助、救护车都不在同一地方，需要时通知他们赶赴出事地点。医生可以乘坐消防队专门设备的车，也可以自己开车前往。急救专用电话号码"112"。1968 年开始使用直升机，由飞行员、急救队员和医生共同组成一个小组随时待命，要求在接到命令后 2 分钟内起飞。其活动范围半径为50 公里，10 分钟到现场，在 30 分钟内能将伤员送到医院。德国空中急救网是世界最佳。

3. 英国 19 世纪初诞生院前急救，1948 年英国开始实行"国家卫生服务制"，向所有居民免费提供医疗服务，包括急救医疗在内，成为欧洲唯一的国家医疗制国家。1974 年"国家卫生服务制"改组为分级管理，随后英格兰和威尔士成立了 5 个急救站，伦敦急救站内建立中心调度室，通过急救专用电话号码"999"可以接受整个大伦敦地区的急救呼叫并调动救护车，调度员在接到呼叫后可以根据病人的具体情况用直通电话与急救小组、消防队或交通警察直接联系。院前急救服务工作人员分为两类：一类是仅从事抢救工作的人员；另一类则为从事非紧急工作人员，凡是从事抢救工作的人员都必须受过12 周的专业培训。学习各种理论和操作课程之后，在一所急救站实习一年，考核合格后可以获得国家卫生服务制授予的专业职称，并在急救医疗系统中工作。

4. 美国 急救服务可追溯到美国南北战争（1861—1865年）结束后，纽约即出现了急救服务。纽约市第一个提供急救服务的单位是位于曼哈顿南部中街的贝尔维尤医院分院。

1870 年贝尔维尤医院用 5 辆马车开始急救服务，当年就应诊了 1812 次。1909 到 1929 年纽约市的急救车由警察局长管辖的急救车服务部门管理，全市共有 45 辆医院急救车。院前急救人员是非全日制医学院毕业生，急救专用电话号码"911"。1966 年 9 月交通部起草的《公法 93 - 564，公路安全条例》宣布生效，该条例主要是为了保证交通安全减少事故，但其中的第 17 款涉及急救医疗服务问题，明确规定要制订改善救护车服务的计划，拟定院前阶段急救服务人员的标准和服务计划，各州要据此发展本地区的急救医疗系统。交通部被授权执行这一条例，并提供经费改善急救医疗服务。1972 年纽约市又建立了第一急救医疗服务联系中心，这个从 70 年代起美国的急救医疗便逐渐发展起来，为促进急救医疗事业的发展，1973 年 11 月颁布了《公法 93 - 154 急救医疗系统条例》，制定此法的目的是在全国范围内发展全面的急救医疗服务系统，提高医疗质量，提供基本的生命维持和高级生命维持救护，以降低发病率和死亡率，同时规定州政府在人力和财力上给予支持。1979 年 9 月急救医学被美国医学会确认为美国第 23 个医学专业。

5. 苏联　1898 年在莫斯科成立民间流动医疗队，主要为交通事故中受害的人员进行救护和转运，急救专用电话号码"03"，以后发展为城市急救站。

（二）中国院前急救的发展史

中国在 20 世纪 50 年代初院前急救体制是参照苏联的模式，在一些大中城市建立"急救站"，从事现场救护和病人转运工作。以北京市急救站为例，其雏形是设在市卫生局内的巡回医疗组、急救组，1955 年正式成立北京市急救站，直属市公共卫生局领导，为负责全市急救工作的机构。主要任务是：①负责全市急救工作的管理与指导，并掌握急诊工作情况。②负责全市急诊病床的调配使用和病床使用情况的全面了解。③负责全市救护车的组织调配。④组织或担任临时性的救护和集体灾害等急救工作。⑤群众急救训练与宣传教育。⑥日常急救业务处置、外伤、中毒、急症、急产等。

1980年3月由国内长期从事急救工作的专家发起并得到卫生部主管部门的重视、支持，召开了建国第一次10个城市急救站工作会议。他们是上海医疗救护大队、天津救护车调配站、广州市卫生局、北京市急救站、重庆市急救站、西安市急救站、杭州市急救站、哈尔滨市急救站、长春市急救站、南京市急救站。会议回顾了各地自建立急救机构、开展日常急救业务、处理重大灾害事故等方面的经验、教训和存在的问题，成立了我国第一个急救医学学术团体"中国急救医学研究会"。同年10月卫生部正式颁发了新中国成立后第一个关于急救的文件《关于加强城市急救工作的意见》。这个文件总结了新中国急救工作的基本状况，提出了适合中国国情的发展急救医学事业的原则，对促进急救事业的发展有重要作用。1985年北京急救站联合协和医院、浙江医科大学等在杭州举行了《城市急诊医学讨论会》。1987年5月中华医学会全国急诊医学学会在杭州成立，至此急诊医学作为一门独立的新学科正式成立。1987年11月由中华医学会急诊医学学会主办，召开了北京国际城市急救医学学术交流会。美国、法国、德国、日本、澳大利亚等国以及国内专家参加了会议，分别就院前急救、危重症抢救和急救体制、空中救护等课题进行了学术交流。同时也推动了中国院前急救事业的发展。

1988年3月25日由北京市政府投资1500万人民币建设大楼，意大利政府投资800万美元购买设备、救护车和技术骨干培训建立的全国第一家以院前为主兼顾院内的北京急救中心正式运行。自此，邮电部与卫生部正式批准的"120"全国统一的呼救电话号码开始启用。急救车数量：1955年华沙牌、美国吉普车等10辆，1988年菲亚特42辆，2004年107辆（40辆丰田、45辆福田、16辆雪弗莱、2辆奔驰）。由医生担任出诊任务，年均出诊8万次。

二、院前的急救定义和类型

（一）院前急救定义

院前急救有广义与狭义之分。广义的院前急救是指伤病员在发病或受伤时，由医务人员或目击者对其进行必要的急救，以维持基本生命体征和减轻痛苦的医疗行为的总称，它既是医疗单位闻讯后赶赴现场的救治行为，也可是经过简单医学知识普及教育培训的公众的救治行为。狭义的院前急救则指有通讯、运输和医疗基本要素所构成的专业急救机构，在病人到达医院前实施的现场救治和途中监护的医疗行为。广义与狭义的主要区别在于是否有公众参与。现在我们介绍的是狭义的。

（二）类型

1. 从承担任务分类

国际上分为两大派系类型：英美派系类型与法德派系类型：

（1）英美派系类型：由急救技士出诊，强调现场简单医疗处置，迅速转送医院。

（2）法德派系类型：由医生出诊，强调现场充分医疗救治，再转送至专科医院（中国基本属于此者）。

2. 从隶属关系分类

（1）政府卫生部所属：法国、德国、中国等。

（2）由政府内务部及警察局所属：美国、英国、日本等。

3. 中国急救中心内部模式分类

（1）北京模式：院前院内结合开展急救。主要任务是院前急救，院前工作人员占近43%，院内有床位100张可收治病人。

（2）上海模式：单独开展院前急救。单一的院前急救工作，院前人员隶属急救中心。

（3）广州模式：调度指挥开展院前急救。调度指挥全市医院急诊室的救护车，与院前急救人员非隶属关系。

（4）重庆模式：依托综合医院开展院前急救。医院急救中心建在重庆市第四人民医院内，人员隶属医院。

三、院前急救的重要性和任务

（一）院前急救的重要性

院前急救是社会保障体系的重要组成部分，是城市经济发展、精神文明建设和综合服务能力的重要标志，对于发挥政府职能、树立政府形象、保障群众健康、促进社会发展等都具有极为重要的意义。

1. 医疗角度看　院前急救是整个现代医学体系中的一个子系统，是急救过程中的重要一环。就危重病人急救过程而言，应该包括由伤病员本人及其亲属、朋友、受灾群众以及目击者进行的自救互救，救护车人员现场急救和途中监护、医院急诊科救治和 ICU 的治疗，相互间既有分工又有联系。这犹如在接力赛跑，社会公众的自救互救是接力赛的第一棒，救护车急救是第二棒，而院内治疗则是第三、四棒，每一棒只是整个急救过程中的一个环节。当遇有伤病员外伤、出血、骨折、休克等均需在现场进行抢救，尤其是对心脏停搏的患者，相差几分钟就关系到患者的生死存亡。现代医学告诉我们，猝死病人抢救的最佳时间是 4 分钟，严重创伤伤员抢救的黄金时间是 15 分钟。

2. 从社会救灾角度看　院前急救也是整个城市和地区公共应急防御的重要组成部分。随着社会的发展、经济的全球化、人类文化的碰撞等，交通事故、水灾、化学毒剂泄漏和工伤等人为事故的不断增加，地震、洪水、暴雨以及台风等自然灾害的不断发生，乃至某些传染病的出现，往往会造成人类生存环境的破坏与人员的伤亡。这就需要包括医疗救护、消防、交通、公安等组成的城市公共应急防御体系共同救援。一个协调的救援体系使受灾造成的损失及影响降低到最低限度。同样，一个具有快速、有效功能的院前急救体系，可使人员的伤亡减少到最低限度。

（二）院前急救任务

1. **日常院前急救** 这是主要任务。呼救病人一般分三类。一类为短时间内有生命危险的危重病人，如心肌梗死、急性脑出血、心脏骤停、窒息、急性左心衰竭、大出血、休克等。此类病人约占呼救病人的 15% ~ 20%。对此类病人必须进行现场抢救，稳定病情，目的在于挽救病人生命或维持基本生命体征。另一类为短时间没有生命危险的病人。如慢性心脑血管病、皮肤外伤、肺炎、发热、头痛、腹痛、心悸、四肢骨折等。此类病人约占呼救病人的 60% ~ 70%，现场处置目的在于稳定病情。三类为病情稳定康复出院的病人，如脑血管慢性期、骨折固定后等，此类病人约占呼救病人的 15% ~ 20%。处理目的在于专业的搬运和平稳安全的运输病人。

2. **意外灾害事故伤员的抢救** 应对可预见的意外灾害事故制定相应的抢救预案，购置配备特种车辆抢救设备和药品等。平时组织培训和演习。建立与其他救援部门的协调信息沟通，做到现场指挥调度、伤员分检、救治、转运及专科医院及时接诊等工作责任制落实到位以保证救援工作运行顺畅。

3. **大型集会活动的救护** 指当地大型集会、重要会议、比赛等活动。执行此项任务要求根据参会人群特点携带设备和药品。坚守岗位不为周围环境影响而擅离职守，保持与会务领导通讯畅通，服从命令，听从指挥。

4. **特殊身份人员的救治** 指 VIP 人员和生活无着等人员救治，执行此项任务，对 VIP 人员要注重礼仪及随时交代病情；对生活无着等人员医疗处置要主动并注重相关政策。

5. **信息反馈任务** 院前急救工作遇到的发病，多人伤及特殊原因所致伤病等异常变化，均要及时向上级汇报。以便决策机构采取应对措施。

6. **医疗咨询任务** 院前急救工作遇有呼救人员由于非病

因素或疑似患病或疑有重病等原因寻求急救人员的解答，此时要耐心科学的回答。

四、院前急救的功能

（一）现场医疗救治

目的在于挽救和维持患者的基本生命，尽量减少途中痛苦和并发症，以对症治疗为主，病因治疗为辅。其主要内容包括加强生命器官支持，维持呼吸、循环、中枢神经系统功能，给予针对性的治疗手段；意外事故外伤给予止血、包扎、固定、抗休克等对症治疗。

（二）医疗监护转运

用于输送伤、病人员的交通工具应由国家统一规定标准。交通工具主要是陆路的救护车，在特殊情况下，也可使用直升机和医用专机。输送病员的交通工具上除配备一定数量的医生、护士外，其应装备下列基本设施和条件：①行驶时平稳；②车内设有除颤仪、监护仪、心电图机、呼吸机、吸引器、氧气瓶等；③担架（铲式、抽气式）；④输液泵和必要的抢救药品及液体；⑤外伤包；⑥无线通信设备；⑦司机也应接受过基本生命抢救训练；⑧消毒装置等。

（三）呼救受理、通讯调度指挥

中心装备专用的通信设备包括无线电与电话联络系统、计算机调度台及 GPS 等，使用全国统一的呼救和其他救援机构建立通讯联系电话号码，我国规定"120"。负责受理一个城市和地区的呼救信息，并与救护车及医院急诊室等相关部门建立畅通的通讯，调度指挥救护车，实施抢救，有信息枢纽功能。调度人员具有医学知识、地理知识和指挥协调能力。

（四）医学科普教育培训

急救知识的普及教育可提高急救服务的成功率，平时可通过广播、电视、报刊、计算机、学习班等对公众普及急救知识，开展有关现场救护及心肺复苏的教育，使第一目击者能实施正确的救治，为院前急救专业人员的施救赢得时间。

（五）科研教学

院前急救是跨学科专业，又是一门很年轻的专科，必须建立自己的独立理论体系和工作规则。因此进行学科理论研究和实验总结和培养大量专业医生是社会赋予我们的责任。院前急救应具备和创造这样的实力。

（六）网络建设

院前急救实现快速及时有效的救治必须有一个完善的急救网络作支援，这个网络基本元素是急救站点。急救站点的选址只有院前急救具备提出可行规划。

五、院前急救工作特点

院前急救工作具有一般医疗工作所表现出的救死扶伤等职业特点，同时还有其独特的工作性质。

院前急救的公共职能：院前急救是社会保障系统的一部分，为公众提供快捷优质的院前急救服务。院前急救的工作环境：院前急救医生对病人施治时工作环境是开放的环境，在家庭、马路、商场、会场、公园、办公室、影剧院等处，空间环境大小不一、光照明暗不一、诊台形状不一。院前急救面对的人群：院前急救医生对病人施治时面对除病人以外的人群是多种身份，家属、工人、农民、干部、外宾、学生、儿童、异性、同性等，公众的价值观不一、判断标准不一、关心程度不一。社会的复杂性、环境的多变性、人们价值的多样性、医疗行为的暴露性。院前急救医生应认识这一特性，具备应对客观环境和社会现象多变的能力，才能在院前医疗实践中做到周到完美。

六、院前急救的现状

（一）现代医学院前急救的现状

1. 英美派系情况 有急救法律，政府投入恒定，急救人员经短期规范培训，待遇同警察，队伍稳定。城市报警电话号码同一，调度指挥为计算机平台。现场急救人员为急救技师，车载医疗装备以外伤处置设备为主，内科治疗有限，出诊反应时间6分钟。开展空中急救。

2. 法德派系情况 有急救法律，政府投入恒定，急救人员为医学院校毕业生，培训规范，待遇同院内医生，队伍稳定。城市报警电话号码医疗、警务和消防，报警信息联网，调度指挥为计算机平台。现场急救人员为医生，车载医疗装备完备。出诊反应时间法国10分钟、德国5分钟，德国空中急救开展最好几乎覆盖全国，出诊反应时间15分钟。

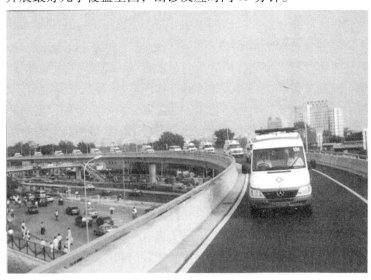

第二章

中医学与院前急救

近年来，自然灾害及意外伤害事件的发生率呈逐年上升趋势，为更有效地保障人们的生命安全，现代急救医学也随之快速发展。进入 21 世纪，科技的进步使现代急救技术和方法又上升到一个新的台阶，但是所有的注意力都放在西医治疗急症的优势上。实际上，在当今现场急救中依然可以看到中医急救医学的精华元素，而且简单有效。应当在继承中求发展，在实践中再创新，充分发挥中医急救医学特色，积极推动中医急救医学向前发展。

一、中医急救医学发展源流

中医诊治急症历史悠久，源远流长。上溯先秦，下迄明清，群贤辈出，代有发明。历代医家经过无数实践研究，不断丰富、完善中医急救体系，留下许多值得深入研究的经典名著，其中具有重大意义和较强实际应用价值的是晋代葛洪的《肘后备急方》，隋代巢元方的《诸病源候论》以及唐代孙思邈的《备急千金要方》和《千金翼方》。晋代葛洪的《肘后备急方》是我国最早的治疗急症的专著，收录了魏晋南北朝时期急症治疗的理论和经验，已具"急症手册"之雏形。《诸病源候论》则偏重于证候分析，尤其是对食物、药物中毒证候分析的研究颇有见解。唐代孙思邈的《备急千金要方》和

《千金翼方》则是后人专治急症的重要参考名著，详细阐述了对急症病因病机的认识和处置方法，清代赵学敏《串雅内外篇》记录整理了大量常年行医于田间地头和乡村中医名家积累的急救经验，是中医院前急救有独具一格的各家学说。

二、现场急救中的中医元素

（一）人工呼吸技术

人工呼吸是现代现场急救 CPR 的一个重要环节，是恢复肺泡通气最便捷、有效的人工呼吸法，在短时间内足够维持患者生命需要，为现代临床普遍采用。2010 年美国心脏协会 CPR 及 ECC 指南制定人工呼吸的新标准：单人施救者的按压、通气比率建议值（30∶2），按照 6~8 秒/次的速度进行人工呼吸（8~10 次/分钟），每次通气时间 1 秒以上以保证足够的潮气量使得胸廓抬起。在现代现场救援中，人工呼吸技术是针对某些休克、意识暂时丧失或呼吸心跳停止的患者实行的必要且最基本的急救技术。早在东汉时期，医圣张仲景所著《金匮要略·救自缢死》中就记载了"人工呼吸术"。详细记载："徐徐抱解，不得截绳，上下安被卧之，一人以脚踏其两肩，手少挽其发，常弦弦勿纵之。……并按其腹，如此一炊顷，气从口出，呼吸眼开，……此法最善，无不活也。"葛洪则对这项技术进行了改进，其在《肘后备急方》一书中记载了口对口吹气，远远早于现代医学的人工呼吸。详细记载如下："塞两鼻孔，以芦管纳其口中至咽，令人嘘之。有顷，其中砻砻转，或是通气也。"北周姚僧垣《集验方》又加以改进，将患者"仰卧，以物塞两耳，以两个竹筒内死人鼻中，使两人痛吹之，塞口旁无令气得出，半日所死人即嘻嘻，勿复吹也"。历代医家将这项技术加以改进创新，使其成为中医急救医学中最常见的一项基本技术。

（二）胸外按压技术

胸外按压技术亦是现代现场急救中一个必不可少的重要步

骤，其机制是通过按压患者的胸部形成压力改变患者胸腔压力，使患者心腔及胸腔内大血管压力升高，进而促使动脉血流向全身以保证重要器官的血氧供应。在 AHA 最新的 CPR 指南中更是把胸外按压技术放在最重要的地位，明确指出 CPR 期间最基本的要素就是通过有效的胸外按压产生血流。并提倡：所有心脏骤停患者都要进行胸外按压，且在通气之前进行，按压速率为 100~120 次/min，按压深度为 5~6 cm，在整个复苏过程中，要尽量减少延迟和中断胸外按压。其实在我国东汉时期就开始运用类似技术方法挽救自缢者的生命。著名医家张仲景所著《金匮要略·救自缢死》中记载："一人以手按据胸上，数动之。一人摩捋臂胫屈伸之。若已僵，但渐渐强屈之，并按其腹，……此法最善，无不活也。"虽然对按压的部位、节奏以及时间上未做详细说明，但有一点必须承认，这种急救方法是可以用来挽救生命的。

（三）骨折临时固定术

骨折是一种常见的多发性损伤，尤其在公共灾害事件中更为多见。西医通过手术治疗，不仅恢复时间长，而且对施术环境要求高，容易发生后遗症。而中医手法复位和小夹板固定术方法简单、疗效好、愈合快、恢复时间短、适用范围广，特别适用于不具备手术条件和紧急救治情况下的骨折治疗。因此，夹板目前成为急救车上常备的临时固定工具，在公共灾害事件救援中发挥着举足轻重的作用。

对于骨折正确的现场急救和安全转运是减少患者痛苦、防止再损伤或污染的重要措施，其中最重要的是妥善固定。肢体骨折时，用夹板固定最好，其次可用木棍、木板代替，如无替代物，上肢骨折可绑在胸部，下肢骨折同对侧健肢绑在一起，亦可起到暂时固定的作用。小夹板做骨折外固定是我国骨伤科的独创方法，是利用具有一定弹性的柳木板、竹板或塑料板制成长宽合适的小夹板，在适当的位置加固定垫，绑在骨折部肢体的外面，外扎横带，来固定骨折。

使用夹板临时固定骨折，是中医学的一项伟大发明，最早记录此项技术的是晋代葛洪的《肘后救卒方》，书中记载："疗腕折、四肢骨破碎及筋伤蹉跌方：烂捣生地黄熬之，以裹折伤处，以竹片夹裹之。令遍病上，急缚，勿令转动。"我国现存最早的骨伤科专著《仙授理伤续断秘方》记载了杉树皮夹板固定方法："凡用杉皮，浸约如指大片，疏排令周匝，用小绳三度紧缚。"实践证明这项技术简单有效，尤其适用于现场急救设备紧缺的情况。2008年"5·12"汶川大地震伤病员急救过程中，针对骨折人群采用手法复位和小夹板固定术，取得满意的效果。因此应该大力推广和发展中医手法复位和小夹板固定术，使其在应急、抢险中发挥越来越大的作用。

（四）导尿术

导尿术在院前急救中使用广泛，主要用于尿潴留伤病员或者在抢救休克或垂危伤病员时，正确记录尿量、比重，以观察肾功能。导尿术发明已久，有资料显示：古印度人在公元前1000年就开始采用金属导尿管导尿，但是他们使用的均是金属导管，对人体伤害极大，且有效性难以保证。中医记录最早的导尿术见于唐代王焘的《外台秘要》卷二十七引《古今录验》曰："不得小便者为胞转，或为寒热气所迫，胞屈辟不得充张，津液不入其中为尿，及在胞中尿不出方：当以葱叶除尖头，纳入茎孔中吹之，初渐，渐以极大，吹之令气入胞中，津液入，便愈也。"后来孙思邈所著的《备急千金要方》也记载："凡尿不在胞中，为胞屈辟，津液不通，以葱叶除尖头，纳阴茎孔中深三寸，微用口吹之，胞胀，津液大通，便愈。"这段文字详细记载了导尿术的适应证、导尿工具以及导尿管插入尿道的深度和具体操作办法。该法的优点在于操作较简单、易于掌握、对尿道损伤小、感染机会少，是比较理想的导尿方法，且对之后导尿术改进起到重要的指导作用。

（五）针灸急救术

针灸救治急症是中医最早应用于急救的疗法之一。在古代，针灸急救术是每个中医师必备且常用的急救技能。在现代院前急救中，针灸急救术仍是无可替代的，针灸针是院前急救必备的急救器材，针灸急救治疗急诊的功效不容置疑。在现场急救中，针灸术仍常用于诸多常见急症，如昏厥、中风、心绞痛、急性哮喘发作、急性中毒、溺水、毒蛇咬伤等。《史记·扁鹊仓公列传》中虢太子暴厥而死，"扁鹊乃使弟子子阳历针砥石，以取外三阳五会。有间，太子苏。"这则扁鹊为虢太子治疗尸厥的记载，反映了两千年以前我国针灸急救治疗尸厥的成就，不仅是首例针灸医案，也是首例针灸治疗急症医案。明代杨继洲治疗"卒暴昏沉不省人事，急以三棱针，刺手指十二经，当去其恶血"。《明史》记载"长山徐姐痫疾，手足颤掉，裸而走，或歌或哭。汉卿刺其十指端出血而痊"。针刺十宣出血，泻热开窍，现在临床仍在应用。王执中在《针灸资生经》中记载了有关救治心痹论述，"急灸中管数壮，觉小腹两边有冷气，自下而上，至灸处而散"。治疗中风急症也有记载："凡初中风跌倒，卒暴昏沉，痰涎壅滞，不省人事，牙关紧闭，药水不下，急以三棱针刺手十指十二井穴，当去恶血，又治一切暴死恶候，不省人事，及绞肠痧，乃起死回生妙诀"，"中风不省人事：针人中、中冲、合谷"。中医文献中记载针灸术治疗常见急症非常之多，这些方法在现代现场急救中也相当适用，临症急救，立竿见影。

第三章

院前急救常用技术操作规范

第一节　院前急救常用技术

院前医疗急救是把抢救工作从医院延伸到发病现场，对抢救急危重症患者的生命，提高抢救的成功率、治愈率，降低致残率和死亡率都起着积极作用，是急救工作中至关重要的一环，是抢救生命的重要保障，具有很强的专业性和社会性。

治疗原则：以生命支持和对症治疗为主的原则。

总体要求：安全、及时、专业、规范。

院前急救常用操作技术：

1. 心肺复苏术
2. 吸痰术
3. 便携式呼吸机的使用技术
4. 创伤救护技术
5. 外伤固定术
6. 伤员搬运技术

一、心肺复苏术

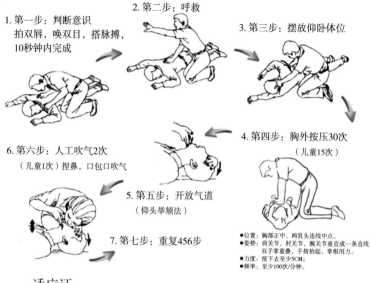

1. 第一步：判断意识
   拍双唇，唤双目，搭脉搏，10秒钟内完成

2. 第二步：呼救

3. 第三步：摆放仰卧体位

4. 第四步：胸外按压30次
   （儿童15次）

5. 第五步：开放气道
   （仰头举颏法）

6. 第六步：人工吹气2次
   （儿童1次）捏鼻，口包口吹气

7. 第七步：重复456步

●位置：胸部正中，两乳头连线中点。
●姿势：肩关节、肘关节、腕关节垂直成一条直线双手掌重叠，手指抬起，掌根用力。
●力度：按下去至少5CM；
●频率：至少100次/分钟。

适应证：

任何原因引起的心脏骤停

操作步骤：

迅速使患者仰卧于硬板床上或地面，撤掉枕头，清除口鼻、咽喉内异物后，立即开始下列操作：

1. 打开气道

使颈部弯曲消失，并使舌根部抬起，离开咽后壁，解除上呼吸道梗阻。可选用下列方法：

（1）仰头提颏法：抢救者站或跪于患者一侧，一手食、中指放在患者颏部骨性部分，向上提起。同时，另一手小鱼际放在患者前额，并向下压。

（2）仰头抬颈法：抢救者站或跪于患者一侧，一手放在患者颈后部，向上提起。同时，另一手小鱼际放在患者前额，并向下压。

（3）双手抬颌法：抢救者站于患者头顶端，双手食、中指分别固定患者两侧下颌角，向上抬颌。

（4）仰头举颈法：抢救者站于患者一侧，一手拇指与食、中指分别置于患者两侧下颌角，向上抬举下领。同时，另一手小鱼际放在患者前额，并向下压。

以上四种方法，均必须使头部充分后仰，使下颌角与耳垂连线和身体水平面呈 90 度角即可。动作不可过猛，以免损伤或加重损伤。

2. 口对口吹气

打开气道后，经检查证实无自主呼吸，立即用放在患者前额的手的拇、食指捏紧双侧鼻孔。吸气后，用嘴严密包绕患者的嘴，勿使漏气。首次连续向患者肺内吹气两次。每次吹气后，松开紧捏鼻孔的手指，使患者呼出气体。同时，必须观察其胸廓是否起伏。成人吹气量 500~600ml/次，以患者胸部轻轻隆起为适度，频率为 12 次/分。

3. 胸外心脏按压

（1）按压部位：站或跪在患者身体一侧。用一手中、食指并拢，中指沿抢救者一侧的肋弓下缘向上滑动，至胸骨体与剑突交界处。另一手掌根部大鱼际外侧紧贴前一手食指、掌根部置于胸骨上，即胸骨下 1/3 处。并使掌根长轴与胸骨长轴平行，而手指与掌心均应抬起，不得贴附于胸壁。另一手掌重叠其上，双手手指可交叉在一起。

（2）按压姿势：两臂伸直，肘关节不得弯曲，双肩正对患者胸骨上方，利用上体的重量垂直向下按压胸骨，深度达 5~6cm。放松时，掌根不得离开胸壁。

（3）按压频率：成人 100~120 次/分。按压与放松时间的比率为 1:1。按压应稳定而有规律地进行，不得间断，不得猛压猛抬。

（4）按压与吹气比率：单人和双人抢救均为 30:2。

（5）如因诊断或抢救需要时，必须中断按压，时间不得超过 5 秒钟。

二、吸痰术

适应症：

意识不清的已建立人工气道的病人由于呼吸道阻塞，导致呼吸困难。

操作步骤：

准备两瓶生理盐水分别供吸气道和鼻口腔使用，选择比插管长 4~5cm，内径不超过管径 1/2 的吸痰管。

1. 应用呼吸机的病人先给予高浓度吸氧 1~2 分钟。

2. 调节好吸引装置，负压 <40.0~53.3Kpa 为宜。用生理盐水试吸检查导管是否通畅。

3. 撕开一次性吸痰管。

4. 戴无菌手套，严格无菌操作。

5. 将吸痰管正压进入气道直到支气管（大约比气管插管长 3~5cm）后，负压边旋转边吸引而出。动作要轻柔、置管要够深、正压进入、负压出。每次吸痰时间不超过 15 秒。

6. 吸痰后，再给予高浓度吸氧 1~2 分钟。待 SaO_2 升至正常水平（>94%）再将吸入氧浓度或流量调至原来水平。

7. 吸口腔和鼻腔分泌物。

观察病情：

1. 生命体征的观察：脉搏、呼吸、血压，神志、末梢循环等。

2. 观察气管插管是否移位，看胸廓起伏是否一致，听双肺呼吸音是否均匀。

三、便携式呼吸机的使用技术

适应症：

各种原因造成的中枢性呼吸抑制或外周性呼吸麻痹及呼吸衰竭。

简易呼吸机的控制部件：

1. 氧气总开关。

2. 吸入氧浓度选择控制一般分为 50% 及 100% 两种浓度。

3. 可调式呼吸频率控制。

4. 潮气量调节控制。

5. 气道阻力表。

操作步骤：

1. 根据不同的疾病选择氧气浓度，可将氧气浓度选择控制在 50% 或 100% 的档位，老年性慢性喘息性支气管炎引起的呼吸衰竭应采用持续低浓度给氧，故将氧气浓度选择控制调在 50% 浓度位置上；心脏骤停复苏过程中或一氧化碳中毒时的抢救应给予高浓度的氧气，故将氧气浓度选择控制调在 100% 浓度的位置上。

2. 按成人或儿童选调呼吸频率控制成人一般为 12 ~ 18 次/分，儿童一般为 20 次/分。

3. 调节潮气量控制一般按 8 ~ 15ml/kg 设定潮气量。

4. 上述各种选调完毕后，将闭式面罩或人工气道与简易呼吸机连接，并开启氧气总开关，进行人工通气。

5. 当简易呼吸机开始工作后，必须观察气道压力表的压力改变。一般维持在 20cmH$_2$O 左右。当气道阻力增加时，说明气道阻塞障碍增加。最常见的原因是痰液的增多或痰栓，需要立即采取减低气道阻力措施，如吸痰等。

四、创伤救护技术

止血

急性大出血是人体受伤后早期致死的主要原因。中等口径血管损伤出血，可导致或加重休克。当大动脉出血时，如颈动脉、锁骨下动脉、腹主动脉、股动脉等出血，可于 2 ~ 5 分钟死亡。因此，当人体受到外伤时，首要的应确保呼吸道通畅和当即采取有效的止血措施，防止因急性大出血而导致的休克，甚至死亡。

为更加适应现场及时、有效地抢救外伤出血伤员的需要，介绍以下几种简便可行、有效的止血方法。

（一）指压止血法

指抢救者用手指把出血部位近端的动脉血管压在骨骼上，使血管闭塞，血流中断而达到止血目的。这是一种快速、有效的首选止血方法。止住血后，应根据具体情况换用其他有效的止血方法，如填塞止血法，止血带止血法等。这种方法仅是一种临时的，用于动脉出血的止血方法，不宜持久采用。下面是根据不同的出血部位采用的不同的指压止血法。

1. **颞动脉止血法**　一手固定伤员头部，用另一手拇指垂直压迫耳屏上方凹陷处，可感觉的动脉搏动，其余四指同时托住下颌；本法用于头部发际范围内及前额、颞部的出血。

2. **颌外动脉止血法**　一手固定伤员头部，用另一手拇指在下颌角前上方约1.5厘米处，向下颌骨方向垂直压迫，其余四指托住下颌；本法用于颌部及颜面部的出血。

3. **颈动脉止血法**　用拇指在甲状软骨，环状软骨外侧与胸锁乳突肌前缘之间的沟内搏动处，向颈椎方向压迫，其余四指固定在伤员的颈后部。用于头、颈、面部大出血，且压迫其他部位无效时。非紧急情况，勿用此法。此外，不得同时压迫两侧颈动脉。

4. **锁骨下动脉止血法**　用拇指在锁骨上窝搏动处向下垂直压迫，其余四指固定肩部。本法用于肩部，眼窝或上肢出血。

5. **肱动脉止血法**　一手握住伤员伤肢的腕部，将上肢外展外旋，并屈肘抬高上肢；另一手拇指在上臂肱二头肌内侧沟搏动处，向肱骨方向垂直压迫。本法用于手、前臂及上臂中或远端出血。

6. **尺、桡动脉止血法**　双手拇指分别在腕横纹上方两侧动脉搏动处垂直压迫。本法用于手部的出血。

7. 股动脉止血法　用两手拇指重叠放在腹股沟韧带中点稍下方、大腿根部搏动处用力垂直向下压迫。本法用于大腿、小腿或足部的出血。

8. 腘动脉止血法　用一手拇指在腘窝横纹中点处向下垂直压迫。本法用于小腿或足部出血。

9. 足背动脉与胫后动脉止血法　用两手拇指分别压迫足背中间近脚腕处（足背动脉），以及足跟内侧与内踝之间处（胫后动脉）。本法用于足部出血。

10. 指动脉止血法　用一手拇指与食指分别压迫指根部两侧，用于手指出血。

（二）加压包扎止血法

伤口覆盖无菌敷料后，再用纱布、棉花、毛巾、衣服等折叠成相应大小的垫，置于无菌敷料上面，然后再用绷带、三角巾等紧紧包扎，以停止出血为度。这种方法用于小动脉以及静脉或毛细血管的出血。但伤口内有碎骨片时，禁用此法，以免加重损伤。

（三）填塞止血法

用无菌的棉垫、纱布等，紧紧填塞在伤口内，再用绷带或三角巾等进行加压包扎，松紧以达到止血目的为宜。本法用于中等动脉。大、中静脉损伤出血，或伤口较深、出血严重时，还可直接用于不能采用指压止血法或止血带止血法的出血部位。

（四）止血带止血法

四肢较大动脉出血时救命的重要手段，用于其他止血方法不能奏效时。如使用不当可出现肢体缺血、坏死，以及急性肾功能衰竭等严重并发症。

1. 结扎止血带的操作方法

（1）充气止血带。如血压计袖带，其压迫面积大，对受压迫的组织损伤较小，并容易控制压力，放松也方便。

（2）橡皮止血带。可选用橡皮管，如听诊器胶管，它的弹性好，易使血管闭塞，但管径过细易造成局部组织损伤。操作时，在准备结扎止血带的部位加好衬垫，以左手拇指和食、中指拿好止血带的一端，另一手拉紧止血带围绕肢体缠绕一周，压住止血带的一端，然后再缠绕第二周，并将止血带末端用左手食、中指夹紧，向下拉出固定即可。还可将止血带的末端插入结中，拉紧止血带的另一端，使之更加牢固。

（3）绞紧止血法。如无橡皮止血带，可根据当时情况，就便取材，如三角巾、绷带、领带、布条等均可，折叠成条带状，即可当作止血带使用。上止血带的部位加好衬垫后，用止血带缠绕，然后打一活结，再用一短棒、筷子、铅笔等的一端插入活结一侧的止血带下，并旋转绞紧至停止出血，再将短棒、筷子或铅笔的另一端插入活结套内，将活结拉紧即可。

2. 注意事项

（1）止血带不宜直接结扎在皮肤上，应先用三角巾、毛巾等做成平整的衬垫缠绕在要结扎止血带的部位，然后再上止血带。

（2）结扎止血带的部位在伤口的近端（上方）。上肢大动脉出血应结扎在上臂的上 1/3 处，避免结扎在中 1/3 处以下的部位，以免损伤桡神经；下肢大动脉出血应结扎在大腿中部。而在实际抢救伤员的工作中，往往把止血带结扎在靠近伤口处的健康部位，有利于最大限度地保存肢体。

（3）结扎止血带要松紧适度，以停止出血或远端动脉搏动消失为度。结扎过紧，可损伤受压局部，结扎过松，达不到止血目的。

（4）为防止远端肢体缺血坏死，原则上应尽量缩短使用止血带的时间，一般止血带的使用时间不宜超过 2～3 小时，每隔 40～50 分钟松解一次，以暂时恢复远端肢体血液供应。松解止血带的同时，仍应用指压止血法，以防再度出血。止血带松解 1～3 分钟后，在比原来结扎部位稍低平面重新结扎。

松解时，如仍有大出血者或远端肢体已无保留可能，在转运途中可不必再松解止血带。

（5）结扎好止血带后，在明显部位加上标记，注明结扎止血带的时间，尽快运往医院。

（6）解除止血带，应在输血输液和采取其他有效的止血方法后方可进行。如组织已发生明显广泛坏死时，在截肢前不宜松解止血带。

五、外伤固定术

外伤后的固定是与止血、包扎同样重要的基本的救护技术。过去认为，固定术是针对骨折的治疗方法，其实，固定术不仅可以固定骨折，防止骨折断端移位，造成其他严重损伤，还能对关节脱位、软组织的挫裂伤起到固定、止痛的效果。

外伤固定的注意事项：

1. 有开放性的伤口应先止血、包扎，然后固定。如有危及生命的严重情况先抢救，病情稳定后再固定。

2. 怀疑脊椎骨折、大腿或小腿骨折，应就地固定，切忌随便移动伤员。

3. 固定应力求稳定牢固，固定材料的长度应超过固定两端的上下两个关节。小腿固定，固定材料长度超过踝关节和膝关节；大腿固定，长度应超过膝关节和髋关节；前臂固定，长度超过腕关节和肘关节；上臂固定，长度应超过肘关节和肩关节。

4. 夹板和代替夹板的器材不要直接接触皮肤，应先用棉花、碎布、毛巾等软物垫在夹板与皮肤之间，尤其在肢体弯曲处等间隙较大的地方，要适当加厚垫衬。

六、搬运伤员的基本技术

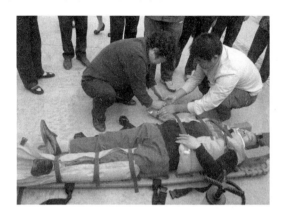

危重伤员经现场抢救后，须安全、迅速送往医院进一步抢救、治疗。如果搬运方法不得当，可能前功尽弃，造成伤员的终身残疾，甚至危及生命。

（一）搬运伤员常用的工具及使用方法

1. **升降担架、走轮担架**　为目前救护车内装备的担架，符合病情需要，便于病人与伤员躺卧。因担架自身重量较重，搬运时费力。

2. **铲式担架**　铲式担架是由左右两片铝合金板组成。搬运伤员时，先将伤员放置在平卧位，固定颈部，然后分别将担架的左右两片从伤员侧面插入背部，扣合后再搬运。

3. **负压充气垫式固定担架**　使用负压充气垫式固定担架是搬运多发骨折及脊柱损伤伤员的最好工具。充气垫可以适当地固定伤员的全身。使用时先将垫充气后铺平，将伤员放在垫内，抽出袋内空气，气垫即可变硬，同时伤员就被牢靠固定在其中，并可在搬运途中始终保持稳定。

（二）搬运伤员时伤员常采用的体位

1. **仰卧位**　对所有重伤员，均可以采用这种体位。它可以避免颈部及脊椎的过度弯曲而防止椎体错位的发生；对腹壁缺损的开放伤的伤员，当伤员喊叫屏气时，肠管会脱出，让伤员采取仰卧屈曲下肢体位，可防止腹腔脏器脱出。

2. **侧卧位** 在排除颈部损伤后，对有意识障碍的伤员，可采用侧卧位。以防止伤员在呕吐时，食物吸入气管。伤员侧卧时，可在其颈部垫一枕头，保持中立位。

3. **半卧位** 对于仅有胸部损伤的伤员，常因疼痛，血气胸而致严重呼吸困难。在除外合并胸椎、腰椎损伤及休克时，可以采用这种体位，以利于伤员呼吸。

4. **俯卧位** 对胸壁广泛损伤，出现反常呼吸而严重缺氧的伤员，可以采用俯卧位。以压迫、限制反常呼吸。

5. **坐位** 适用于胸腔积液、心衰病人。

（三）上下担架的方法

搬运伤员的注意事项：

1. 搬运伤员之前要检查伤员的生命体征和受伤部位，重点检查伤员的头部、脊柱、胸部有无外伤，特别是颈椎是否受到损伤。

2. 必须妥善处理好伤员

首先要保持伤员的呼吸道的通畅，然后对伤员的受伤部位要按照技术操作规范进行止血、包扎、固定。处理得当后，才能搬动。

3. 在人员、担架等未准备妥当时，切忌搬运。

搬运体重过重和神志不清的伤员时，要考虑全面。防止搬运途中发生坠落、摔伤等意外。

4. 在搬运过程中要随时观察伤员的病情变化。

重点观察呼吸、神志等，注意保暖，但不要将头面部包盖太严，以免影响呼吸。一旦在途中发生紧急情况，如窒息、呼吸停止、抽搐时，应停止搬运，立即进行急救处理。

5. 在特殊的现场，应按特殊的方法进行搬运。

火灾现场，在浓烟中搬运伤员，应弯腰或匍匐前进；在有毒气泄漏的现场，搬运者应先用湿毛巾掩住口鼻或使用防毒面具，以免被毒气熏倒。

6. 搬运脊柱、脊髓损伤的伤员：

（1）放在硬板担架上以后，必须将其身体与担架一起用三角巾或其他布类条带固定牢固，尤其颈椎损伤者，头颈部两侧必须放置沙袋、枕头、衣物等进行固定，限制颈椎各方向的活动，然后用三角巾等将前额连同担架一起固定，再将全身用三角巾等与担架围定在一起。

（2）上下担架的方法：

①搬运者三人并排单腿跪在伤员身体一侧，同时分别把手臂伸入到伤员的肩背部、腹臀部、双下肢的下面，然后同时起立，始终使伤员的身体保持水平位置，不得使身体扭曲。三人同时迈步，并同时将伤员放在硬板担架上。发生或怀疑颈椎损伤者应再有一人专门负责牵引、固定头颈部，不得使伤员头颈部前屈后伸、左右摇摆或旋转。四人动作必须一致，同时平托起伤员，再同时放在硬板担架上。起立、行走、放下等搬运过程，要由 1 个医务人员指挥号令，统一动作。

②搬运者亦可分别单腿跪在伤员两侧，一侧一人负责平托伤员的腰臀部，另一侧两人分别负责肩背部及双下肢，仍要使伤员身体始终保持水平位置，不得使身体扭曲。

第二节　中医实用急救技术

一、针灸急救

针灸不仅可以用于治疗各种常见病、多发病，而且具有可靠的急救作用。早在几千年前就有用针灸进行急救、治疗突发疾病的记载。临床上针灸急救范围较广，具有方法简便，起效迅速，经济实用等特点。针灸最常用于晕厥、抽搐、胃痛、腹痛、胆绞痛、头痛等急症的治疗。

十大急救穴位包括人中、合谷、内关、公孙、足三里、神阙、太冲、风池、定喘、肩井。

晕厥

（一）院前急救诊断

是指突然昏倒、不省人事、颜面苍白、汗出肢冷为主要特点的病症。一般病情轻者晕厥时间较短，苏醒后无后遗症；病情严重者，昏厥时间较长，甚至"一厥不复"而死亡。常见于西医学中各种原因引起的休克、反射性晕厥、心源性晕厥、脑源性晕厥、中暑、低血糖昏迷以及癔症性昏迷等疾病。

（二）针灸急救

1. 治法 苏厥开窍，实证只针不灸，泻法；虚证针灸并用，重灸，补法。

2. 常用穴位 以督脉腧穴为主。人中　百会　内关　合谷

加减：气厥实证配太冲、行间；虚证配足三里、气海；血厥实证配行间或涌泉；虚证配关元、膈俞、足三里；痰厥配中脘、丰隆；热厥配大椎、中冲；寒厥灸神阙、关元；牙关紧闭加颊车、下关。

穴位定位

人中：在面部，当人中沟的上 1/3 与中 1/3 交点处

百会：在头部，当前发际正中直上 5 寸，或两耳尖连线的中点处。

内关：当曲泽与大陵的连线上，腕横纹上 2 寸，掌长肌腱与桡侧腕屈肌腱之间。

合谷：在手背第 1、2 掌骨间，当第 2 掌骨桡侧的中点处。

操作：实证、热证诸穴强刺激泻法，百会可点刺出血，再开"四关"（合谷向后溪透刺，太冲向涌泉透刺），或同时针刺"五心穴"（即百会、双劳宫、双涌泉）；虚证、寒证针灸

并用，重灸，补法，神阙、关元可用隔盐灸，或重灸"五心穴"。

胃痛

（一）院前急救诊断

又称"胃脘痛"，是指以上腹胃脘部疼痛为主要表现的病症，常伴有胃脘部痞闷或胀满、恶心呕吐、食欲不振、吞酸嘈杂等症状。

常见于西医学的急、慢性胃炎、消化性溃疡、胃痉挛、胃扭转、胃下垂、胃黏膜脱垂症、胃癌、胃神经官能症等。

（二）针灸急救

1. **治法**　消食化滞、通调腑气、温中散寒、理气镇痛，以针刺为主，泻法。

2. **常用穴位**　以足阳明胃经腧穴及相应募穴、郄穴为主。中脘、天枢、梁丘、足三里、内关、公孙。

加减：饮食积滞加建里；寒客胃肠加灸神阙、关元；胃痉挛加梁门；肠痉挛加上巨虚、下巨虚；恶心呕吐加膈俞；腹皮挛急加筋缩、阳陵泉。

穴位定位

中脘：在上腹部，前正中线上，当脐中上 4 寸。

天枢：在腹中部，脐中旁开 2 寸。

梁丘：屈膝，在大腿前面，当髂前上棘与髌底外侧端的连线上，髌底上 2 寸。

足三里：在小腿前外侧，当犊鼻下 3 寸，距胫骨前缘一横指（中指）。

内关：当曲泽与大陵的连线上，腕横纹上 2 寸，掌长肌腱与桡侧腕屈肌腱之间。

公孙：在足内侧缘，当第一跖骨基底的前下方。

建里：在上腹部，当前正中线上，脐上 3 寸。

关元：在下腹部，前正中线上，当脐中下 3 寸。

梁门：在上腹部，脐上 4 寸，旁开 2 寸。

上巨虚：在犊鼻穴下 6 寸，足三里穴下 3 寸。

下巨虚：在上巨虚穴下 3 寸。

膈俞：第七胸椎棘突下，旁开 1.5 寸。

阳陵泉：在小腿外侧，当腓骨头前下方凹陷处。

操作：寒邪犯胃和脾胃虚寒者，中脘、气海、神阙、足三里、脾俞、胃俞、阿是穴等施行一般灸法或隔姜灸（中脘、气海还可施行温针灸），并可加拔火罐；期门、膈俞等穴不可直刺、深刺，以免伤及内脏；其他腧穴常规针刺，强刺激泻法，动留针 20～30 分钟；针后加灸或用温针灸。急性胃痛每日治疗 1～2 次。

胆绞痛

（一）院前急救诊断

胆绞痛是一种常见的急腹症，以突发性右上腹剧痛、持续性绞痛、阵发性加剧为主要特征，疼痛部位拒按、压痛或叩击痛，并向右肩背部放射。常见于西医学的多种胆道疾患如胆囊炎、胆管炎、胆石症、胆道蛔虫病等。

（二）针灸急救

1. 治法 疏肝利胆、行气止痛，以针刺为主，泻法。

2. 常用穴位 以足少阳胆经腧穴和相应募穴、背俞穴为主。中脘、日月、胆俞、阳陵泉、胆囊穴。

加减：肝胆气滞加太冲、侠溪；肝胆湿热加三阴交、阴陵泉；蛔虫妄动加百虫窝、迎香透四白；发热寒战加曲池、支沟、外关；恶心呕吐加内关、足三里；湿热发黄加至阳、肝俞、阴陵泉。

穴位定位

中脘：在上腹部，前正中线上，当脐中上 4 寸。

日月：在上腹部，当乳头直下，第七肋间隙，前正中线旁开4寸。

胆俞：在背部，第十胸椎棘突下，旁开1.5寸。

阳陵泉：在小腿外侧，当腓骨头前下方凹陷处。

胆囊穴：正坐或侧卧位，在小腿外侧上部，当腓骨小头前下方凹陷处直下2寸。

太冲：在足背侧，当第1跖骨间隙的后方凹陷处。

侠溪：在足背外侧，当第4、5趾间，趾蹼缘后方赤白肉际处。

三阴交：在小腿内侧，当足内踝尖上3寸，胫骨内侧缘后方。

阴陵泉：在小腿内侧，当胫骨内侧髁后下方凹陷处。

百虫窝：正坐屈膝或仰卧位，在大腿内侧，髌底内侧上3寸，即血海上1寸。

曲池：在肘横纹外侧端，屈肘时当尺泽与肱骨外上髁连线中点

支沟：在前臂背侧，当阳池与肘尖的连线上，腕背横纹上3寸，尺骨与桡骨之间。

外关：在前臂背侧，当阳池与肘尖的连线上，腕背横纹上2寸，尺骨与桡骨之间。

至阳：在背部，当后正中线上，第七胸椎棘突下凹陷中。

肝俞：在背部，第九胸椎棘突下，旁开1.5寸。

操作：日月沿肋间隙由内向外斜刺；胆俞向下或朝脊柱方向斜刺，勿深刺，以免刺伤内脏；肝俞、胆俞可用大艾炷灸至皮肤灼热；余穴常规针刺，宜强刺激，久留针（可根据病情留针1~2小时），间歇行针以保持较强的针感。每日2次。

二、刮痧疗法

"刮痧"是用刮痧板蘸刮痧油反复刮动，摩擦患者某处皮肤，以治疗疾病的一种方法。

1. 工具选择

刮痧板是临床首选的刮痧工具，民间常将一些边缘圆滑的生活用具用来刮痧，如光滑的铜钱、铜勺柄、瓷汤匙等。刮痧之前，为了防止划破皮肤，务必在皮肤表面涂一层润滑剂，首选的是由天然中药经科学配方和方法提炼加工而成的刮痧专用油剂；也可就地取材用香油、色拉油等作为皮肤润滑剂。

2. 操作方法

（1）操作方法：先将准备刮痧的部位擦净，用刮痧板的边缘蘸上刮痧油或按摩油，用手掌握着刮痧板，治疗时刮板厚的一面对手掌，保健时刮板薄的一面对手掌，再确定部位进行刮痧。刮痧要顺一个方向刮，不要来回刮，力量要均匀合适，不要忽轻忽重；

（2）刮拭方向：颈、背、腹、上肢、下肢部从上向下刮拭，胸部从内向外刮拭；

（3）刮痧时间：用较重刺激手法进行刮痧，每个部位一般要刮 3～5 分钟。用轻刺激手法，每个部位刮拭时间为 5～10 分钟。对于保健刮痧无严格的时间限制，以自我感觉满意、舒服为原则。

3. 注意事项

（1）注意室内保暖，尤其是在冬季应避寒冷与风口。夏季刮痧时，应回避风扇直接吹刮拭部位；

（2）刮痧出痧后 1 小时以内忌洗澡；

（3）前一次刮痧部位的痧斑未退之前，不宜在原处进行再次刮拭出痧。再次刮痧时间需间隔 3～6 天，以皮肤上痧退为标准；

（4）刮痧出痧后最好饮一杯温开水（最好为淡糖盐水），并休息 15～20 分钟。

4. 适应症

感冒、发热、头痛、中暑、哮喘、心绞痛、颈椎病、高血压、神经性头痛、肩周炎、坐骨神经痛、乳腺增生、小儿消化不良等疾病。

5. 禁忌症

（1）有严重心脑血管疾病、肝肾功能不全、全身浮肿者禁用刮痧疗法；

（2）孕妇的腹部、腰骶部禁用刮痧疗法；

（3）凡体表有疖肿、破溃、疮痈、斑疹和不明原因包块处禁止刮痧；

（4）急性扭伤、创伤的疼痛部位或骨折部位禁止刮痧；

（5）接触性皮肤病传染者忌用刮痧；

（6）有出血倾向者，如糖尿病晚期、严重贫血、白血病、再生障碍性贫血和血小板减少患者不可行刮痧疗法；

（7）过度饥饱、过度疲劳、醉酒者不可接受重力、大面积刮痧；

（8）眼睛、口唇、舌体、耳孔、鼻孔、乳头、肚脐等部位禁止刮痧；

（9）精神病患者禁用刮痧法，因为刮痧会刺激这类患者发病。

三、放血疗法

放血疗法就是指用三棱针、粗毫针或小尖刀刺破穴位浅表脉络，放出少量血液，以外泄内蕴之热毒，达到治疗疾病的一种方法，具有消肿止痛、祛风止痒、开窍泄热、镇吐止泻、通经活络之功效。《内经》就有"苑陈则除之者，出恶血也"的记载。

1. 适应症

内科、外科、妇科、伤外科、皮肤科、眼科、耳鼻喉科等。如高热、头痛、痹症、腰痛、心脏疾病、肺病、肝胆疾病、肾脏疾病、各种痛证、跌打损伤、衄血、咽痛、失音、齿疾等。

（1）放血的部位：头痛取穴大椎和太阳。大椎用三棱针点刺 3~5 针，上罐，大约出血 5~10 毫升。太阳穴放血，点刺 2~3 针，上罐，出血大约 2~5 毫升。耳尖，点刺，挤出 5~10 滴血液。这种放血适合头痛，眼病，感冒发烧。

（2）小儿咽痛，可以放血少商和商阳。捏住指尖，快速点刺，挤出血液 5 滴左右。可以适用于发烧，咽痛。

（3）腰病治疗放血取穴：委中，主要看血络，在血络上点刺，点刺后上罐，多者出血 50 毫升左右。腰阳关，点刺 3~5 下，上罐出血约 10~20 毫升。适合腰病和坐骨神经痛。

（4）一些瘀证和寒证，痹证，萎证，血栓，青少年痤疮，银屑病，湿疹等这些疾病，要在多处放血，根据不同情况不同对待，一般放血后，看其效果，有的一次见效，就不用第二次或第三次，有的一次放血量很大，那么就要等 10 天或 15 天进行第二次，放血，如果出血量不大，那么就可以三天或一周放血一次，放血一定要看病人的好转情况而决定间隔放血的天数。

（5）放血的部位以足太阳膀胱经为主，足太阳膀胱经是人体最大的排毒通道，把这条经打通了，所有的疾病都会相应地减轻症状。

（6）取穴：大椎，大杼（双侧），肺俞（双侧），心俞（双侧），肝俞（双侧），胃俞（双侧），肾俞（双侧）加耳尖部位，放血方法同上，如果有皮肤类疾病要加上曲泽和血海。

（7）方法：分别在大椎和大杼（双侧），肺俞（双侧），心俞（双侧），肝俞（双侧），胃俞（双侧），肾俞（双侧）穴位上点刺 3~5 针，然后上罐，拔罐拔到没有鲜血流出为度。

2. 禁忌症

（1）患有血小板减少症、血友病等有出血倾向疾病的患者以及晕血者，血管瘤患者，一般禁止用本疗法。

（2）体质虚弱、贫血、低血压、孕期和过饥过饱、醉酒、过度疲劳者，不宜使用本疗法。

（3）皮肤有感染、溃疡、瘢痕不要直接针刺患处。

3. 注意事项

（1）首先给患者做好解释工作，消除不必要的顾虑。

（2）放血针具必须严格消毒，防止感染。

（3）针刺放血时应注意进针不宜过深，创口不宜过大，以免损伤其他组织。划割血管时，宜划破即可，切不可割断血管。

（4）一般放血量为5滴左右，宜1日或2日1次；放血量大者，1周放血不超过2次。1～3次为一疗程。如出血不易停止，要采取压迫止血。

（5）本疗法仅为对症急救应用，待病情缓解后，要及时检查，再进行积极治疗。切不可滥用放血疗法。

四、院前急救常用中成药

速效救心丸；苏合冠心丸；紫雪丹；至宝丹；云南白药；安宫牛黄丸；紫金锭；生脉颗粒；清开灵颗粒；藿香正气水及独参汤等。

第四章

院前急救的内容

一、医疗

（一）维持呼吸系统功能；

（二）维持循环系统功能；

（三）各种创伤的止血、包扎和固定；

（四）解痉、镇痛、止吐、止血等对症处理。

二、搬运

应采用安全稳重的搬运方法尽快地把伤病员搬上救护车或病床。最常使用的是担架搬运。

三、救护车转运

急救运输既要快速，又要平稳安全。为避免紧急刹车可能造成的损伤，伤病员的体位和担架均应很好固定，医务人员和陪客要使用安全带或抓牢扶手。伤病员在车内的体位要根据病情放置，如平卧位、坐位或头高（低）位。脊柱伤病人应下垫硬板，骨折病人要防止因车辆剧烈颠簸造成疼痛加重，昏迷、呕吐病人应把头转向一侧，以防呼吸道阻塞。

第一节 创伤现场初步急救的基本技术

一、止血

（一）加压包扎止血法：适用于小动脉，中、小静脉或毛细血管出血。方法为：先将无菌敷料覆盖在伤口上，再用绷带或三角巾以适当压力包扎。

（二）指压止血法：适用于中等或较大的动脉出血。

（三）橡皮止血带止血法：适用于四肢较大的动脉止血。方法为：抬高患肢，将软织物衬垫于伤口近心端的皮肤上，其上用橡皮带紧缠肢体2～3圈，橡皮带的末端压在紧缠的橡皮带下面即可。

二、包扎

包扎是外伤急救常用方法，具有保护伤口、减少污染、固定敷料、压迫止血、有利于伤口早期愈合等作用。

（一）卷轴绷带包扎法

1. **环形包扎法** 适用于四肢、额部、胸腹部等粗细相等部位的小伤口，即将绷带做环形重叠缠绕，最后将带尾中间剪开分成两头，打结固定。

2. **螺旋或螺旋反折包扎法** 肢体粗细过渡部位可采用此方法。

3. **"8"形包扎法** 关节屈曲部可采用，每圈遮盖上圈的1/3～1/2。

（二）三角巾包扎法

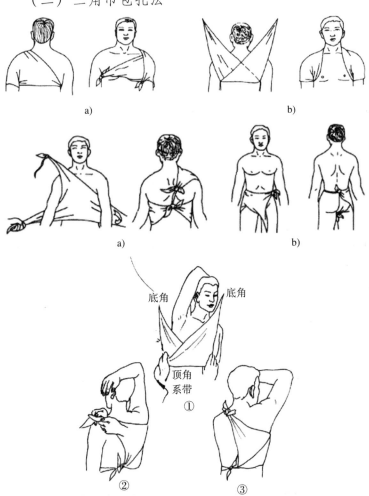

1. 包扎方法

包扎方法包括"头部帽（风帽）式包扎法；单、双肩包
扎法；单、双胸包扎法；背部包扎法；腹、臀部包扎法；上肢
包扎法；手部包扎法；小腿和足部包扎法等等"。

2. 三角巾包扎法的注意事项

（1）包扎伤口应先简单清创并盖上消毒纱布再包扎；

（2）包扎压力应适度，以能止血或初步制动为宜；

（3）包扎方向应自下而上、由左向右、自远心端向近心端包扎，以助静脉血液回流，绷带固定的结应放在肢体的外侧面，不应放在伤口及骨突出部位；

（4）包扎四肢应暴露出指或趾，以便观察末梢血运和感觉，如发现异常，应松开重新包扎。

三、固定

固定是针对骨折的急救措施。通过固定，可以限制骨折部位的移动，从而减轻伤员的疼痛，避免骨折断端因摩擦而损伤血管、神经及重要脏器，固定也有利于防治休克，便于伤员的搬运。

固定材料中最理想的是夹板。如抢救现场一时找不到夹板，可用竹板、木棒、镐把等代替。另需备纱布或毛巾、绷带、三角巾等。

1. 骨折临时固定法

（1）锁骨骨折：用毛巾垫于两腋前上方，将三角巾折叠成带状，两端分别绕两肩呈"8"字形，尽量使两肩后张，拉紧三角巾的两头在背后打结。

（2）肱骨骨折：用一长夹板置于上臂后外侧，另一短夹板放于上臂前内侧，在骨折部位上下两端固定，屈曲肘关节成90°，用三角巾将上肢悬吊，固定于胸前。

（3）前臂骨折：使伤员屈肘90°，拇指向上。取两夹板分别置于前臂的内、外侧，然后用绷带固定两端，再用三角巾将前臂悬吊于胸前。

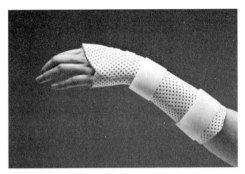

（4）大腿骨折：取一长夹板置于伤腿外侧，另一夹板放于伤腿内侧，用绷带或三角巾分成5段至6段将夹板固定牢。

（5）小腿骨折：取两块夹板分别置于伤腿内、外侧，用绷带分段将夹板固定。

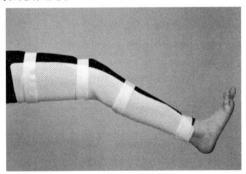

（6）脊柱骨折：使伤员平直仰卧于硬板上，在背腰部垫一薄枕，使脊柱略向上突，必要时用几条带子将伤员固定于木板上，不使移位。

2. 注意事项

（1）固定骨折部位前如有伤口和出血，应先止血与包扎。

（2）开放性骨折者如有骨端刺出皮肤，切不可将其送回伤口，以免发生感染。夹板长度须超过骨折的上、下两个关节，骨折部位的上、下两端及上、下两个关节均要固定牢。

（3）夹板与皮肤间应加垫棉垫或其他物品，使各部位受压均匀且固定牢。

（4）肢体骨折固定时，须将指（趾）端露出，以观察末梢循环情况，如发现血运不良，应松开重新固定。

四、搬运

现场搬运运伤员的目的是为了及时、迅速、安全地转运伤员至安全地区防止再次受伤。因此，使用正确的搬运方法是急救成功的重要环节，而错误的搬运方法可以造成附加损伤。现场搬运多为徒手搬运，在有利安全运送的前提下，也可使用一些搬运工具。

1. 几种特殊伤员的担架搬运

（1）腹部内脏脱出的伤员：a 使伤员双腿屈曲，腹肌放松，仰卧于担架上；b 切忌将脱出的内脏送回腹腔，以免造成感染，可用一清洁碗扣住内脏，再用三角巾包扎固定；c 包扎后保持仰卧位，屈曲下肢，做好腹部保温后转送。

（2）昏迷或有呕吐窒息危险的伤病员：使伤病员侧卧或俯卧于担架上，头偏向一侧，保证呼吸道通畅的前提下搬运转送。

（3）骨盆损伤的伤员：用三角巾将骨盆做环形包扎，搬运时使伤员仰卧于硬板或硬质担架上，双膝略弯曲，其下加垫。

（4）脊柱损伤的伤员：脊柱损伤严禁背运和屈曲位搬运。应由 3 人或 4 人同侧托起伤员的头部、肩背部、腰臀部及两下肢，平放于硬质担架或硬板上。颈椎损伤应由专人牵引伤员头部。注意搬运时动作要一致，伤员胸腰部垫一薄枕，以保持胸腰部过伸位。

2. 批量伤员处理

群体性伤害事故发生时，批量伤员应按伤情分类决定转送次序。

（1）一级伤情：外伤出现危及生命现象，如休克、窒息、严重胸腹开放性损伤、四肢大出血已上止血带者。

（2）二级伤情：延迟 6～8 小时手术不至于有危险，如轻度血气胸、小面积烧伤、脊柱损伤等。

（3）三级伤情：延迟 18～24 小时手术也不至危及生命，如软组织损伤、闭合性骨折等。

一级伤员应立即转送，二级伤员等待转送，三级伤员最后转送。

五、口对口人工呼吸

当发现任何一个人神志不清且没有呼吸，在进行其他医疗救助和处理任何其他损伤前，首先必须给予口对口人工呼吸以重建呼吸，除非发生窒息情况。口对口人工呼吸对年龄较大的儿童和成人是合适的，但对婴儿则应采用下面另一种方式替代。

1. 较大儿童和成人的复苏

（1）将伤者仰卧置于稳定的硬板上，托住颈部并使头后仰，用手指清洁其口腔，以解除气道异物。

（2）捏住伤者的鼻子，深吸一口气并张口将受害者的口封住，强力吹气 4 次。继续每 5 秒钟给予一次呼吸，每次吹气后移开你的嘴唇，倾听气体离开肺部并观察胸部起伏，持续人工呼吸直至得到医疗救助或病人恢复自主呼吸。

2. 婴儿及年幼儿童复苏

将患儿仰卧并清洁口腔同上述第一步。将患儿的头部稍后仰，把你的口唇封住患儿的嘴和鼻子，轻微吹气入患儿肺部。移开救护者的嘴，当空气离开婴儿肺部时观察其胸部起伏情况，每 2～3 秒钟重复吹气一次直至医疗救护人员到达或患儿开始自主呼吸。

3. 口对鼻复苏

如患者面部受伤则可妨碍进行口对口人工呼吸，此时必须将患者仰卧，迅速清理口腔和气道异物。将患者头部置于后仰位（同成人口对口人工呼吸（1）和（2））。深呼吸一次并将嘴封住患者的鼻子，抬高患者的下巴并封住口唇，对患者的鼻子深吹一口气，移开救护者的嘴并用手将受伤者的嘴敞开，这样气体可以出来，像口对口呼吸那样，每5秒钟呼吸一次。

第二节　现场及转运中的心脑肺复苏术

心搏骤停如得不到及时抢救，4～6分钟后会造成脑和其他重要器官组织的不可逆损害，因此必须在现场立即进行心肺复苏（cardio pulmonary resuscitation，CPR）。传统的心肺复苏通常分为基础生命支持、进一步生命支持和延续生命支持3个期，鉴于近20年来更强调脑保护和脑复苏的重要性，其后又发展成心肺脑复苏（cardio pulmonary cerebral resuscitation，CPCR）。

一、基础生命支持

基础生命支持（basic life support，BLS）又称初步急救或现场急救，目的是在心搏骤停后，立即以徒手方法争分夺秒地进行复苏抢救，以使心、脑及全身重要器官获得最低限度的紧急供氧（通常按正规训练的手法可提供正常血供的25%～30%）。BLS顺序包括：心搏骤停的判定，开放气道（Airway，A），重建呼吸（Breathing，B），重建循环（Circulation，C）和转运等环节，即CPR的ABC步骤。

（一）心搏骤停的早期诊断

意识消失，呼吸行为停止，大动脉（颈动脉、股动脉）搏动不能触及，ECG示：停搏、室颤、心电机械分离。

（二）安置复苏体位

正确的复苏体位是仰卧位，小心放置病人仰卧在坚实平地上，转动时应一手托住病人颈部，另一手扶着他的肩部，使病人沿其躯体纵轴整体地翻转到仰卧位。

（三）开放气道

开放气道保持呼吸道通畅，可采用仰头抬颏法，也可采用仰头举颈法（对有颈椎损伤者不宜）或双手托颌法。

（四）判断有无自主呼吸

通过"一看二听三感觉"的方法判断病人有无自主呼吸，即观察病人胸部有无起伏；用耳及面部贴近病人口鼻，分别听和感觉病人呼吸道有无气流声及气体呼出，如无呼吸应立即进行口对口人工呼吸。

（五）重建呼吸

口对口人工呼吸法是借助抢救者用力呼气的力量，使气体被动吹入肺泡，通过肺的间歇性膨胀，以达到维持肺泡通气和氧合作用，从而减轻机体缺氧和二氧化碳潴留。方法见上节。

（六）重建循环

触摸颈动脉，如无搏动，立即开始胸外心脏按压。按压部位：剑突以上 4~5cm 处；按压频率：100~120 次/分，每 30次心脏按压后，行人工呼吸两次；深度为 5~6cm；按压时双肘须伸直，垂直向下用力按压，挤压适当，防止血气胸、心包积液发生。

（七）单人或双人复苏

1. 单人操作 由同一抢救者顺次轮番完成口对口人工呼吸及胸外心脏按压，人工呼吸数与胸部按压数为单人 2∶30、双人 2∶15。

2. 双人操作 一人先做口对口人工呼吸 2 次，另一人做胸外心脏按压 5 次，以后人工呼吸数与胸部按压数为 1∶5，如此反复进行。操作过程中，除须保持病人呼吸道通畅外，通气不能与按压同时进行，双人轮换抢救位置时，可在完成一轮通气与按压后的间歇中进行，不应中断抢救时间大于 5 秒以上。

（八）心前区捶击

心前区捶击主要用于 1min 内目击心搏骤停或心电监测有心室颤动两种情况。如无效，可重复 1 次或立即进行 ABC 步骤。

（九）心肺复苏有效指标和终止抢救标准

1. 心肺复苏有效指标

①可触及大动脉搏动；②病人口唇、颜面部转红；③瞳孔反射恢复；④自主呼吸开始出现。

2. 终止抢救的标准　现场心肺复苏应坚持不断地进行，不可轻易做出停止复苏的决定，如符合下列条件者，现场抢救人员方可考虑终止复苏：

①病人呼吸和循环已有效恢复。

②无心搏和自主呼吸，心肺复苏在常温下持续 30min 以上，医师到场确定病人已死亡。

③有专门医师接手承担复苏或其他人员接替抢救。

二、进一步生命支持

进一步生命支持（advanced life support，ALS）又称二期复苏或高级生命维护，主要是在 BLS 基础上应用器械和药物，建立和维持有效的通气和循环，识别及控制心律失常，直流电非同步除颤，建立有效的静脉通道及治疗原发疾病。

（一）呼吸管理

1. 气管内插管　如有条件，应尽早做气管内插管，因气管内插管是进行人工通气的最好办法。

2. 环甲膜穿刺　遇有紧急喉腔阻塞而严重窒息的病人，没有条件立即做气管切开时，可行紧急环甲膜穿刺。

3. 气管切开　通过气管切开，可保持较长期的呼吸道通畅，防止或迅速解除气道梗阻，清除气道分泌物，减少气道阻力和解剖无效腔，增加有效通气量，也便于吸痰、加压给氧及气管内滴药等，气管切开常用于口、面、颈部创伤不能行气管内插管者。

（二）呼吸支持

及时建立人工气道和呼吸支持至关重要，为了提高动脉血氧分压，开始一般主张吸入纯氧。吸氧可通过各种面罩及各种人工气道，以气管内插管及机械通气（呼吸机）最为有效。

（三）胸内心脏挤压

开胸心脏挤压能产生较高的动脉压和血流量，心排出量比胸外心脏按压可增加 2～3 倍。

（四）心脏电击除颤

电击除颤是终止心室颤动的最有效方法，应早期除颤。心脏骤停确诊后，可立即使用除颤器非同步直流电"盲目"除颤 1 次，电能量 300～400J，无效时重新按压，若心电监护证实仍为室颤，给予静脉注药等措施后，再行电击。胸内除颤电能为 50～100J。

（五）复苏药物治疗

1. 给药途径 ①大静脉（颈内静脉与锁骨下静脉）给药；②气管内给药；③心内注射给药。

2. 复苏常用药物 ①激发心跳的药物：肾上腺素、阿托品、异丙肾上腺素；②抗酸中毒：$NaHCO_3$ 等。

三、延长生命支持

延长生命支持（PLS），主要为脑复苏。

（一）脑复苏的原则

防止或缓解脑水肿的发展。

（二）脑复苏的措施

1. 利用脱水治疗以减少周身（主要目的是脑）的体液负荷，一般以渗透性利尿为主，快速利尿也可作为辅助措施。

2. 降低体温，减少氧需求。

3. 利用较大剂量的皮质激素以缓解水肿的发展。

4. 周身支持治疗，为脑复苏提供良好的基础。

四、复苏后的转诊

在无条件维持延续治疗时，必须在生命体征相对平稳的前提下转诊，并注意以下事项：

1. 转诊前须与有关医院联系，以便对方做好接应准备，简要写明转诊病情介绍，包括心搏骤停时间、抢救经过、用药时间、液体出入量、生命体征变化情况等。

2. 途中力求平稳、快速，病人头部应与车辆行进的方向相反，以保证脑部血供。

3. 随车须备好抢救药品和必要器械，包括吸氧设施等。

4. 转诊前应向病人家属说明转诊的必要性，并交代好病情及可能发生的意外。

第五章
院前急救工作程序

院前急救是为进入医院以前的急、危、重伤病员提供的特殊医疗服务，包括病人发病现场对医疗急救的呼救、现场抢救、途中监护和运输等环节。院前急救过程主要有以下几个阶段：

一、现场急救和呼救阶段

在急、危、重伤病员的发病或受到伤害的现场，第一个发现者是病人自己，其次是在现场的其他人。现场仅有病人本人，应及时向周围人呼叫，请求援助，并尽可能地采取自救措施。其他人发现病人后，应主动迅速地赶到病人身边，边询问检查病人病情，边进行急救呼救。大型灾害发生时，现场的人可能都是受伤者，在进行呼救的同时应积极开展自救互救。这时的急救呼救包括两个内容，一是呼叫周围的人给予帮助，二是对专业院前急救单位进行呼救。

二、呼救信息的接收传递阶段

院前急救单位接收到急救呼救信息后，对院前急救资源进行有效调度，及时地把急救信息传递给急救分站或途中的急救单元。

三、急救单元出发阶段

良好的准备是急救单元快速出动的先决条件。所有值班急救单元都应事先做好准备，随时都能快速出动。当接到特殊病情信息时，还应根据抢救的需要进行特殊的准备。

四、抵达现场阶段

急救单元抵达现场的过程是一个急救资源移动的过程。选择路径要近，移动速度要快、安全，到达现场位置要准确。

五、接近病人阶段

不论采取哪种运输工具，直接到达病人身边的可能性都很小，即使距离病人不远，医务人员也有一个携带药品和器械、设备到病人身边的过程。在接近病人的过程中，速度要快，携带的药品和器械、设备要全面，如设备器械太多，要尽可能先带符合病人病情急救的设备和器械。如是意外灾害事故，要从正面接近病人，并告诉病人自己是抢救者，以安定人心。

六、现场抢救阶段

院前急救医师现场抢救面对的病人病情危重，很多时候还要面对突发的事故或意外，如事前做好充分准备，事故时保持镇定，有条理地迅速诊断和抢救，伤病员复原的机会便能大大增加。在基本检查时，伤病者的伤势或病情有时会很明显，例如烧伤及出血、醉酒等；但很多时亦不易察觉，所以医务人员须凭视觉、听觉、触觉及嗅觉去找寻和了解伤者的病史、病征及症状，以正确评估病情。

现场抢救阶段主要有三个内容：一是病情的评估；二是实施抢救；三是稳定病情。这三个内容往往是联系在一起的，特别是危重伤病员，常需要一边评估一边抢救，一边稳定病情；即对已存在的或潜在的威胁病人生命的各种病情进行及时的发现和处理。急救医师对病人的病情进行的短期评估（除立即有生命、躯体及致残的威胁之外），其中包括对机体和行为症状的评估。因为它们与各种并发症或潜在的、基本的病变有关。评估还包括利用适当的、有助于诊断的各种措施，并做出解释，同时还包括其他的专科咨询。根据初步识别和对病情的评估，应用复苏技术、治疗手段和其他使病人在生物学方面或精神方面都能转向体内稳定的各种处理措施。这些技术、手段和处理措施对病人的进一步医疗或缓解都是必需的。稳定病情可以包括机体的任何系统。

此时，不要忘记了对机体和行为症状的整体评估。整个评估过程持续至病人被处理好为止，其中包括迅速确定某一特定病人或在许多病人之中的处理重点问题。在这里，我们把三个内容按现场急救进行的时间先后顺序，依次叙述如下：

1. 现场观察保证安全

当院前急救医师面对意外事故时，首先应观察现场环境，有无危险存在，同时寻找病人受伤害的线索，这对判断伤情很有必要。如现场仍有危险，切不可盲目行事，应先除去危及在场人员生命或影响救治的因素，再进行救治，确保伤者和救援人员的安全。

2. 病情的评估

（1）简单询问病史

病史可由清醒的伤员或旁人叙述。

①主诉：主诉是伤病员自己的描述，昏迷者可由旁人代述。院前急救医师要抓住疾病的主要表现，例如：疼痛、口渴、发热、发冷、恶心、麻痹、无力等，注意主要症状发生的时间，这有利于对病情程度的评估。

②既往史：弄清楚伤者既往或现在患有什么疾病，以便能准确判断病情。

③从伤病者身上寻找得到的病史资料，例如药品、复诊本或病历资料等。

（2）发现体征

在询问病史的同时，要通过视觉、听觉和嗅觉发现伤病员的阳性体征。如通过视觉可发现病人的肢体的变形、肿胀、嘴唇发绀、外出血、皮肤上的针孔、皮下瘀血、不正常的胸部起伏、痛苦的表情、出汗、肌肉痉挛等；通过听觉可发现病人的呻吟、骨折的摩擦声、不正常的呼吸等；通过嗅觉可发现酒精气味、丙酮气味、尿失禁等。这些发现对正确评估病情将起到很大的作用。

（3）迅速进行检查

无论伤病员的病情如何，对伤病员的评估过程和方法大致是相同的。但对危重伤病员来说，常常需要一边评估一边进行抢救和处理。先处理可能危害病人生命的情况，特别是心跳呼吸骤停的病人。只有在威胁病人的因素解除后，才能进行有系统地详细检查及处理其他情况。

急救医师首先应对伤病员进行一次基本检查，判断是否有足以致命的伤情：

①判断伤病员的清醒程度—Response

轻轻摇动伤病员肩部，高声喊叫："喂！你怎么啦?"；

无反应者，立即用手指甲掐压人中穴、合谷穴约5秒钟。以上检查应在10秒钟以内，不可太长！病人出现眼球活动、四肢活动及疼痛感后立即停止掐压穴位。摇动肩部不可用力过重，以防加重骨折等损伤。一旦初步确定病人神志昏迷，应立即招呼急救单元上的工作人员前来协助抢救。

②判断伤病员病的气道是否通畅—Airway

检查伤病员是否有呼吸，有呼吸者要注意到呼吸是否有杂音，必要时应清除伤病员口腔等部位的异物，使伤病员气道通畅的方法如下：

如伤病员昏迷，但没有颈椎骨折的可能，急救医师可用仰头举颏（颌）法（或仰头抬颈法）。

方法：一手置于前额使头部后仰，另一手的食指与中指置于下颌骨近下颏或下颌角处，举起下颏（颌）。

如伤病员昏迷，又有颈椎骨折的可能，急救医师应指导其他人员协助固定伤员头部及颈椎，并用创伤举颌法。

方法：将伤病员的颈部固定在正常位置，并同时用双手手指托起下颌骨。

在施行以上两种方法时都要注意到：手指不要压迫病人颈前部，颏下软组织，以防压迫气管。动作要轻，颈部上抬不要过度伸展，用力过猛易损伤颈椎。有假牙托者取出，清除口腔异物及呕吐物。儿童颈部易弯曲，过度抬颈反会使气管闭塞，因此儿童不要抬颈牵张过甚。

③判断伤员病是否有呼吸—Breathing

在畅通呼吸道之后，由于气道通畅可以明确判断呼吸是否存在。

方法：维持开放气道位置，用耳贴近病人口鼻，头部侧向病人胸部。眼睛观察病人胸部有无起伏；面部感觉病人呼吸道有无气体排出；耳听病人呼吸道有无气流通过的声音。

注意点：

A、保持气道开放位置；

B、观察 5 秒钟左右时间；

C、有呼吸者，注意气道是否通畅；

D、无呼吸者，立即做人工呼吸；

E、有部分病人因呼吸道不通畅而产生窒息，以致心跳减慢。可因畅通呼吸道后，使呼吸恢复，而致心跳亦恢复。

④判断伤病员是否有脉搏—Circulation

检查脉搏，观察微循环；

对没有呼吸脉搏及微循环者进行心肺复苏

检查伤者的出血情况，并止血

如患者昏迷，但有呼吸和脉搏，应立即处理可能危及生命的伤势或病症，然后再将伤病员放置成平卧位，以确保呼吸通畅。

4. 请求支援

在进行急救期间，如遇困难，急救医师应立即向急救中心调度和领导汇报，请求支援，同时，尽量利用旁观者协助以下工作：

（1）现场环境安全，例如帮助指挥交通；

（2）帮助疏散其他旁观者，确保伤病员的隐私受到尊重，并让伤病员有足够的清新空气；

（3）处理伤势。急救医师可指导旁人施用直接压迫法协助制止伤口出血；

（4）其他工作：安排运送伤病员。

5. 在进行现场急救三项内容时的注意事项

（1）当现场有易燃易爆物品或气体时，要避免有可能产生火星的行为，以免引起火灾和爆炸。例如：开灯、用手机、吸烟等。

（2）当进行有毒气体泄漏事故的急救时，救护车应停在污染区的上风地带，参加抢救人员应佩戴防毒面具，在抢救中做好自身和病人的防护。

（3）当伤员如有颈椎损伤可能时，一定要先上颈托，同时注意搬运的方式，以免损伤脊髓，引起高位截瘫。如怀疑有脊柱骨折者，应严格按脊柱骨折的搬运方法进行搬运。如有四肢骨折，应先给予固定再搬运。

（4）伤员被硬物夹住或压住时，不能硬拉，必须把硬物撬开后，再移动伤员，以免加重伤员的组织损伤。

（5）当有异物插入伤员组织内时，不能轻易拨出异物，以免引起大出血，而应带着异物搬运。异物太长或与其他部分固定时，应把异物截断，然后再搬运。

（6）如是交通事故，在处理车厢内伤员时，只要车辆没有燃烧或爆炸的危险，应先就地对伤员进行评估和紧急处理，再搬运，盲目搬运有可能造成再损伤。处理高速公路交通事故时，为了防止交通事故的进一步扩大，保护现场人员的安全和现场的原始状态，首先应切断肇事车辆电源，开启危险报警闪光灯，如夜间事故还需开示警灯、尾灯，还须在车后按规定设置危险警告标志，并在肇事车后100米外设置"故障车警告标志牌"。如有人，应留人告诉后续车辆立即停靠在紧急停车带内，或慢速通过。告知不能参加救助工作的司机和乘车人迅速转移到右侧路肩上或者紧急停车带内。事故现场还应做好防火防爆措施，首先应关掉车辆的引擎，消除其他可能引起火警的隐患。事故现场禁止吸烟，以防引燃泄漏的燃油。载有危险物品的车辆发生事故时，危险性液体、气体发生泄漏，要及时将危险物品的化学特性，如是否有毒，易燃易爆、腐蚀性及装载量、泄漏量等情况通知警方及消防人员，以便采取防范措施。

（7）如伤员被埋压，使用工具挖掘埋压物时，一定要注意保证幸存者的安全。在接近被压埋人员时，不能再用利器挖、刨，要用手或不易使被压者致伤的工具扒挖，特别要注意分清哪是支撑物，哪是埋压物，不能破坏原有的支撑条件，防止对埋压者造成新的伤害。在挖掘时，挖掘人员要注意脚下，绝不能踩伤被埋压的伤员。尽量使被压者所处的封闭的空间与外界沟通，使新鲜空气注入，让被埋压者改善呼吸状况。要用最快的速度使被埋压者的头部先露出来，立即清除其口腔、鼻腔内的尘土、异物，保证呼吸道通畅，然后使其胸部及身体其他部位露出。对窒息者，立即进行人工呼吸。对于自己不能出来的伤员，要使其全身暴露后再将其抬救出来。

6. 急救医师在现场还应做的其他工作

（1）急救现场的秩序维持工作。病人的发病现场可能在工地，也可能在马路上或其他公共场所，有时会出现较多的围观群众，医务人员要做好说服动员工作，维持好秩序，以利于现场急救工作的开展。

（2）急救现场的指挥工作。到达现场的医务人员较少，有许多工作需要现场的群众给予帮助，例如，病人和抢救的药械的搬运等。医务人员要承担指挥的任务，指导他们采用正确的方法协助急救工作。特别是在灾害事故发生时，有大量非医务人员参加抢救工作，医务人员要担当起指挥和技术指导的任务，保证抢救工作正确、有序地进行。

（3）解释工作。院前急救病人病情危重，病人本人或病人身边相伴的亲属、同事，有时会提出这样或那样的问题，医务人员要做好解释工作，使他们理解并配合抢救。解释时一定要实事求是，留有余地，切不可说过头的话，以免被误解引起纠纷。

（4）向上级汇报抢救工作情况。

七、搬运阶段

把经过现场抢救的病人抬上担架，并搬运到急救运输工具上。这个阶段特别应该注意的是：在狭窄的楼道里托运病人时，尤其在拐弯处，要防止病人从担架上摔下来，引起病情加重或损伤。同时，在搬运的过程中也要认真地观察病情，一旦有危险情况，应立即停下进行抢救。

搬运是转运病人的重要一环，搬运方法正确，可以减少病人的痛苦，不加重病情；如果搬运方法不得当，可以加重病情，增加病人的痛苦。搬运病人时要注意以下几个问题：

1. 根据病人的病情和搬运经过通道情况决定搬运的方法和体位；

2. 担架搬运时一般病人脚向前，头向后，医务人员应在担架的后侧，以利于观察病情，且不影响抬担架人员的视线；

3. 病人一旦上了担架，不要再轻易更换，以免增加病人不必要的损伤和痛苦；

4. 担架上救护车时，一般病人的头向前，减少行进间对头部的颠簸和利于病情的观察；

5. 在搬运的过程中，要严密观察病人的病情变化，如有意外情况，随时停车进行处理。

八、转送阶段

转送阶段是指病人抬上救护车后运输到医院的过程。途中应继续对病人进行监护和救治。途中应注意以下问题：

1. 途中应严密观察病人的病情变化；

2. 延续现场急救中的治疗，如给氧、输液给药等；

3. 如病情突然发生变化，应立即给予处理，为了操作方便必要时停车处理；

4. 抓紧病人病情稳定时的空隙时间，进行病历书写。

九、抵达医院阶段

抵达医院阶段包括两个内容：一是把病人从急救运输工具搬运到医院急诊室；二是与值班医师进行交班。

完成以上九个阶段后，一次院前急救任务即告结束。急救单元可以再接受第二次急救任务。如无急救任务，便可返回急救分站进行修整，等待执行下次急救任务。

十、返回阶段

是指完成上述任务后，返回基地的过程。返回基地后，首要任务是进行执行下一次院前急救任务的准备工作。例如：补充药品、检查车辆、清洗消毒等。

第六章

院前急救工作人员岗位及设备介绍

第一节 院前急救工作人员岗位

一、院前急救医师岗位职责

1. 在院前急救科主任的领导下，严格按照院前急救规章制度，完成院前急救出车任务。

2. 坚守岗位，遵守劳动纪律，服从指挥中心调度指挥，按时随车出诊。

3. 在驶向现场的途中，及时与病人家属取得联系了解病情，并在必要情况下给予相关急救指导。

4. 具备良好的职业素养、高尚的医德、较强的急救意识，严格按照规章制度、操作流程与规范工作，遵守诊疗常规，熟练掌握现场急救各项技术，掌握仪器设备、器械的性能和使用方法，严防差错事故的发生。

5. 合理安排各项基本检查，合理实用各项药品用药。

6. 负责组织和指挥随车人员完成现场急救及转运工作。转运途中，密切监测病情变化，及时采取有效的急救措施。

7. 及时向伤病员及家属交待病情；送达医院后，负责向医院接诊医师交代病情。

8. 按规定完成院前急救各项文书记录及各项要求，并按照要求书写规范、描述准确、字迹清楚、项目齐全。

9. 对突发公共事件和特殊人员要按规定积极处理、及时报告，服从现场领导指挥。

10. 爱护医疗急救设备，发现故障及时按规定处理、上报；及时补充更换出诊所用各种药品器械，确保工作顺利开展。

11. 爱岗敬业，求真务实。以伤病员为中心，加强业务学习，在提高急救技能上下功夫，及时总结急救过程中的经验教训，提供优质服务。

二、院前急救出诊护士岗位职责

1. 认真执行院前急救各项规章制度，配合医师完成急救护理工作。

2. 坚守岗位，遵守劳动纪律，服从指挥中心调度指挥，按时随车出诊。

3. 具备良好的业务素质和较强的急救意识，对伤病员有高度的责任感，严格按照规章制度、操作流程工作，熟练掌握现场急救各项护理技术，掌握仪器设备、器械的性能和使用方法，严防差错事故的发生。

4. 配合医师抢救伤病员，动作迅速、敏捷、准确，严格执行医嘱，用药做到"三清一复核"（听清、问清、看清，医生复核）。抢救后迅速清理现场，一切废弃药械及包装物经核对后带回，不得遗弃于现场，并及时做好记录。

5. 协助搬运伤病员，做好转运途中伤病员的固定及急救护理工作，密切观察伤病员病情变化，协助医师采取有效急救措施。

6. 突发公共事件或遇大批受伤或中毒者时，服从现场领导指挥，协助医师做好检伤分类工作和对危重伤病员进行抢救。

7. 抢救结束后，负责统计所有医疗物品消耗，并做好收费相关工作。

8. 负责本车组急救药品、仪器、设备、氧气等的保管、领取、查对、交接，负责车上毒麻药品管理；保证车载仪器设备性能良好、电量充足、氧气足量，药品齐备；严格执行消毒隔离制度，保持车内各种器械设备表面的清洁，定期消毒。

9. 爱护医疗急救设备，发现故障及时按规定报修，并及时补充更换出诊所用各种急救药品及器械，确保工作顺利开展。

10. 爱岗敬业，求真务实。以伤病员为中心，加强业务学习，及时总结抢救过程中的经验教训，提供优质服务。

三、救护车驾驶员岗位职责

1. 严格遵守交通法规，严格执行各项规章制度，配合医务人员完成院前急救工作和任务。

2. 坚守工作岗位、遵守劳动纪律、服从 120 调度指挥，出车及时，行车迅速。

3. 出诊后，及时与报警人取得联系，核实出车地点，如地点不符应及时向指挥中心报告。

4. 熟练掌握驾驶技术，熟悉辖区地图与交通情况，确保安全、迅速地完成急救任务。

5. 严格遵守交通规则和警灯、警报器的使用规定，认真执行操作规程，确保行车安全，任务完成后立即返回，不准私自出车或出诊途中偏离出诊路线办私事。

6. 正确使用、爱护车载指挥终端设备，在执行任务过程中及时向指挥中心反馈急救信息，不得虚假操作车载状态。如连续 8 小时内未执行出诊任务，应重启随车配置的车载指挥终端设备一次，确保良好功能状态。

7. 负责与随车人员及家属一起在医师的指导下搬运伤病员上下车；伤病员上车后，根据伤病员病情及医护人员意见，经伤病员或其家属同意后确定行驶路线和行驶速度，不得私自绕道和改变目的地。

8. 做好车辆内外观的清洁，定期进行车辆检修、保养和清洗，保持车况良好，节约油料；爱护车辆及车载设备，发现故障及时按规定报修。如因车辆故障不能执行急救任务，应及时上报急救指挥中心，停止调度该车。故障排除后，应及时告知指挥中心对该车恢复调度。

9. 积极参加救护车驾驶技术、车辆与交通事故安全及急救知识等方面学习，熟悉特殊情况下的急救运输任务，掌握本区域内路线、居民小区标志特征；认真学习并执行交通管理部门的有关规定，及时排除安全隐患，严防交通事故的发生，确保急救工作的顺利进行。

10. 突发公共事件时，协助医务人员积极参与抢救，服从现场领导的指挥。

四、院前急救指挥调度中心

1. 遵守科室各项规章制度，认真履行各项急救工作要求，第一时间及时安排合理调度各个急救小组，以保障急救工作顺利开展为第一要务。

2. 急救调度中心工作人员，应在每天接班时全面了解当天科室内的各项情况及特殊交接情况，明确核对到岗人员及各项车辆设备。

3. 接听急救电话时，应当充分了解患者情况（包括且不仅限于发病情况、既往病史、药物及过敏史等），并且明确出诊具体地点及有效联系方式，以高质量的电话信息保障急救工作安全专业展开。

4. 在登记完各项急救信息之后，必须及时安排急救小组进行出诊，并合理安排和调度急救小组。

5. 如遇特殊情况，急救中心应对各项上报情况及时合理安排，保障急救工作安全进展，对于需进一步汇报二线或院内会诊的，应在充分了解现场急救情况的迅速安排。

6. 急救指挥中心工作人员对于每一次出诊工作的开展，应当按照科室的规则制度进行记录，保障各项急救记录登记的完整可靠。

第二节　院前急救设备

院前急救医学是一门多专业的综合科学。是处理和研究各种急性病变和急性创伤的一门新专业，也就是指在短时间内，对威胁人类生命安全的意外灾伤和疾病，所采取的一种紧急救护措施的科学。它不处理伤病的全过程，而是把重点放在处理伤病急救阶段，其内容主要是：心、肺、脑的复苏，循环功能引起的休克，急性创伤，多器官功能的衰竭，急性中毒等。并且急救医学还要研究和设计现场抢救、运输、通讯等方面的问题，因此，急救设备是急救医学的重要组成部分。

一、心电监护仪

心电监护仪是医院实用的精密医学仪器，能同时监护病人的动态实用的精密医学仪器。该设备具有心电信息的采集、存储、智能分析预警等功能。并具备精准监测、触屏操控、简单便捷等特点。

作用：可与已知设定值进行比较，如果出现超标可发出警报的装置或系统。监护仪与监护诊断仪器不同，它必须 24 小时连续监护病人的生理参数，检出变化趋势，指出临危情况，供医生应急处理和进行治疗的依据，使并发症减到最少达到缓解并消除病情的目的。监护仪的用途除测量和监护生理参数外，还包括监视和处理用药及手术前后的状况。

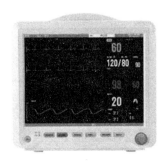

1. 功能

（1）异常数据，及时预警；

心电监护仪能随时随地 24 小时连续监测和记录心电数据，自动根据患者当前的心电基础数据，跟踪捕捉患者具有临床价值的动态变化数据并自动存储，无需医生和患者人工设置，有效减轻医院医生工作负荷。

（2）运动监测，多维分析；

心电监护仪实现了各种人体运动状态下的心电信号监测，通过客户端软件、远程数据中心分析系统和医学专家团队进行多层次、多角度分析判断，并通过健康热线给予用户医疗建议。

（3）直接操作，简单便捷；

心电监护仪采用大尺寸触摸屏设计，这意味着用户可以直观地通过屏幕进行各种功能的操作，使用简单便捷。

（4）屏蔽信号，数据精准；

心电监护仪可以有效屏蔽肌电信号、电磁信号干扰，保证了心电数据的精准性和分析的有效性，对心脏异常状况监测有临床意义。

2. 操作要点

首先皮肤要保持洁净、干燥，用磨砂纸将电极贴片需要安放位置（右锁骨下一指处、左侧第五肋骨与左腋前线交点处、两乳头连接中点处）的皮肤角质层擦净。用清水清洗干净，并用纸擦干或自然晾干。

取出电极贴片，将电极贴片贴纸擦拭部位。取出导联线，将 3 根电极导联线扣入心电电极贴片中，将红色电极放置于右锁骨下一指处；将黄色电极放置于两乳头中点处；将黑色电极放置于左第五肋与左腋前线交点处。最后将心电导联线另一端插头沿箭头方向正确插入监测设备。开启监测设备便可进行心电监测。

二、简易呼吸器

简易呼吸器又称复苏球，气囊，皮球等。适用于心肺复苏及需人工呼吸急救的场合。尤其是适用于窒息、呼吸困难或需要提高供氧量的情况。具有使用方便、痛苦轻、并发症少、便于携带、有无氧源均可立即通气的特点。通常由进气阀、压缩单元（如气囊）和患者阀组成，一般配有储气袋、呼吸面罩等附件。是一种通过操作者按压设备上压缩单元（如气囊），从而实现向患者肺部通气的复苏装置。

1. 适应症

（1）心肺复苏术。

（2）各种中毒所致的呼吸抑制。

（3）神经、肌肉疾病所致的呼吸肌麻痹。

（4）各种电解质紊乱所致的呼吸抑制。

（5）适用于机械通气患者转院、急救等情况。

（6）临时替代机械呼吸机（指有创呼吸机，不包括无创人工气道）遇到呼吸机因障碍、停电等特殊情况时，可临时应用简易呼吸器替代。

2. 操作方法

（1）将病人去枕仰卧。

（2）开放气道，清理口咽分泌物。

（3）（此环节可不做）插入口咽通气道，防止舌咬伤和舌后坠。

（4）抢救者应位于患者头部的后方，将头部向后仰，并托牢下颚使其朝上，使气道保持通畅。

（5）将面罩扣住口鼻，并用 CE 手法固定面罩，即拇指和食指紧紧按住面罩，其他的手指则紧按住下颚。

（6）用另外一只手挤压球体，将气体送入肺中，规律性地挤压球体提供足够的吸气/呼气时间（成人：12～15 次/分，小孩：14～20 次/分）。

（7）抢救者应注意患者是否有如下情形以确认患者处于正常的换气；

①注视患者胸部上升与下降（是否随着压缩球体而起伏）；

②经由面罩透明部分观察患者嘴唇与面部颜色的变化；

③经由透明盖，观察单向阀是否适当运用；

④在呼气当中，观察面罩内是否呈雾气状；

⑤简易呼吸器抢救无效时，把简易呼吸器与面罩分离，将呼吸机与面罩连接，建立无创人工气道。

三、简易呼吸机

简易呼吸机（人工呼吸机）是应用以机械装置建立压力差，从而产生肺泡通气的动力原理制成，也可以用来代替、控制或改变人体的自主呼吸运动。

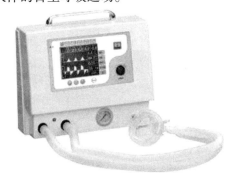

1. 类型

（1）简易呼吸机：由呼吸囊、呼吸活瓣、面罩、衔接器组成。

（2）定压型呼吸机：将预定压的气流压入病人呼吸道，使预定压转为零压或负压，转为呼气。

（3）定容型呼吸机：将预定潮气量压入呼吸道，使其转为呼气。

（4）定时型呼吸机：吸气与呼气、呼气与吸气的转换，按预定时间转。

2. 联接使用

（1）呼吸机的使用

①面罩：适用于神志清醒、能合作并间断使用呼吸器的病人。

②气管内插管：适用于神志不清的病人，应用时间不超过 48～72 小时。

③气管套管：需较长期做加压人工呼吸治疗的病人，应作气管切开，放置气管套管。

（2）呼吸机的调节

①每分通气量：（每分钟出入呼吸道的气体量）＝潮气量×呼吸频率。

②肺泡通气量＝（潮气量－无效腔）×呼吸频率，为每次通气量的 2/3。

③无效腔量＝存在于呼吸道内不起气体交换作用的气量，为每次通气量的 1/3。

④正负压调节：一般常用压力为 +12～ +24cmH_2O，一般不使用负压，但在肺泡过度膨胀及呼吸频率太快时适当运用 −2～ −4cmH_2O 负压。

⑤呼吸频率与呼吸时间比：呼吸频率成人一般为 10～12 次/分，小儿为 25～30 次/分，呼吸时间比为 1：1.5～3。

3. 呼吸机与自主呼吸的协调

（1）呼吸器与病人自主呼吸的节律合拍协调，这是治疗成功必须注意的关键问题之一。

（2）对神志清醒的病人，在使用之前要解释，争取病人的合作。

（3）呼吸急促、躁动不安的、不能合作的，可先使用简易呼吸器，作过渡慢慢适应。

（4）少数患者用简易呼吸器仍不能合拍者，可先用药物抑制自主呼吸，然后使用呼吸器，常用药物：安定、吗啡。

4. 使用范围

（1）呼吸突然停止或即将停止。

（2）在吸入100%氧气的情况下，动脉血氧分压仍达不到50～60mmHg。

（3）严重缺氧和二氧化碳潴留而引起意识和循环功能障碍。

5. 加压人工呼吸法

（1）简易呼吸机

用物：简易呼吸器、吸引器、氧气治疗盘，内盛治疗碗、镊子（两把）、压舌板、吸痰导管。

（2）操作步骤：

①病人平卧，解开衣扣及裤腰，脸侧向操作者，操作时应先以导管吸尽病人口腔及呼吸道之分泌物、呕吐物及其他异物。

②移枕至病人肩背下，操作者立于病人头顶侧，左手托起病人下颌，尽量使其头后仰。

③右手握住呼吸活瓣处，将面罩置于病人口鼻部，以固定带固定或以衔接管与气管相接，左手仍托住病人下颌，使其头部维持后仰位。

④右手挤压呼吸囊，继而放松，如此一挤、一松有节奏地反复进行，每分钟14～16次。

⑤如需给氧，将氧气接于呼吸囊入口处，以每分钟6升左右的流量给氧。

（3）注意事项：

①辅助加压呼吸必须和病人自主呼吸同步。

②加压握力适当。

③挤压呼吸囊握力与节律要稳定，潮气量男性600ml，女性400ml。

6. 机械呼吸器

用物：所需类型呼吸器，其他用物同简易呼吸法。

（1）操作步骤：

①检查呼吸器各部件、衔接各部件及管道。

②根据病情调节各使用参数。

③打开动力电源，观察呼吸器运行，检查各衔接部件是否漏气，单向活瓣、开关是否灵活，观察潮气量及压力表指数。

④依据室温和通气量，调节雾化器温度。

⑤连接气管导管或套管施行呼吸器呼吸。

（2）注意：

①使用过程中，随时注意各工作参数量是否正常。

②如病人有自主呼吸，观察是否与呼吸机同步。

③定期放出套囊内气体（气管插管或气管切开的套囊内），每4小时放一次，一次3~5分钟。

④避免将管道折叠或牵拉，防止脱出。

⑤使用完毕整理呼吸机。

7. 注意事项

（1）面罩要紧扣鼻部，否则易发生漏气。

（2）若病人有自主呼吸，应与之同步，即病人吸气之初顺势挤压呼吸囊，达到一定潮气量便完全松开气囊，让病人自主完成呼吸动作。

四、吸痰器

吸痰器主要是用于对伤病员进行常规吸痰、气管切开等处理，一般为电动式，吸痰器由唧筒、活塞、手柄、储痰室、吸痰管和排痰管接头组成。

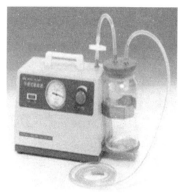

1. 使用方法

（1）安装好吸痰管和排痰管（吸痰管接头在唧筒中央，排痰管接头在一侧，切勿颠倒）。

（2）先作吸水试验，检查吸痰器是否漏水漏气，排出时有无反气，如吸痰管有反气，则不能使用。

（3）证明性能良好后，一人持吸痰器反复抽拉手柄，另一人即可用吸痰器吸痰，熟练者也可一人操作。痰液吸出后应随时吸水冲净储痰室内积痰。

（4）在室内吸痰时应将排痰管置于瓶内，防止痰液外溅。

（5）使用中应注意勿抽拉过快过猛，以防负压过大损伤口鼻腔黏膜组织。

（6）用完后应吸清水洗净，吸痰管常规消毒，吸痰器及排痰管吸消毒液消毒后，以备再用。

2. 注意事项

（1）监测吸引器及管道的性能。使用便携式吸痰器吸引器前须检查电源电压与吸引器电压是否相符，进气管与出气管的连接是否正确；贮液瓶的痰液应随时倾倒、清洗，以免痰液逆流至马达内损坏吸引器；吸引器用后应随时消毒各管道及贮液瓶，放置在干燥处，定期维修保养。

（2）熟练操作，严格无菌，防止交叉感染。吸痰运用应轻稳，吸引时负压不可过大，以免损伤气管黏膜；使用便携式吸痰器一次吸痰时间不超过 15 秒；气管内吸痰按无菌操作进行，吸痰器的吸痰管须每次更换，不得重复使用，所有物品每日灭菌 1 次；自气管导管内吸痰的吸痰管外径不得超过套管口径的 1/2。

五、心脏除颤器

心脏除颤器又称电复律机，主要由除颤充/放电电路、心电信号放大/显示电路、控制电路、心电图记录器、电源以及除颤电极板等组成，是目前临床上广泛使用的抢救设备之一。它用脉冲电流作用于心脏，实施电击治疗，消除心律失常，使心脏恢复窦性心律，它具有疗效高、作用快、操作简便以及与药物相比较为安全等优点。

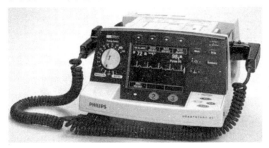

1. **使用原理**　一般心脏除颤器多数采用 RLC 阻尼放电的方法，其充放电基本原理：电压变换器将直流低压变换成脉冲高压，经高压整流后向储能电容 C 充电，使电容获得一定的储能。除颤治疗时，控制高压继电器 K 动作，由储能电容 C、电感 L 及人体（负荷）串联接通，使之构成 RLC 串联谐振。

2. 主要功能

（1）除颤功能：仪器上有能量选择开关，医生根据病人的体重选择适当的放电能量。一般体内除颤所用能量不能大于 50 J，体外除颤在 200 ~ 300 J 之间，最大不超过 400 J。

（2）心电监护：显示患者心率、心电波形。带有诊断功能的除颤器，对心动过速、心动过缓、心脏停搏等心律异常能自动报警，并自动记录数秒的异常心电波形。

（3）充电电路：选好能量档位后，按下充电按钮，即对除颤器高压电容充电，达到预定值后，有声光指示。

（4）放电电路：除颤电极左右手柄上各有一个放电按钮，除颤电极安放好后，压下放电按钮，储存在高压电容器上的能量通过高压继电器和电阻抗向患者释放高压电脉冲，终止纤颤。

（5）同步除颤：使除颤脉冲与心电波形中的 QRS 波群同步，当 R 波出现时才能有放电脉冲出现。一般适用于室性或室上性心动过速、房扑、房颤等的治疗。

（6）其他功能：充放电时间、连续除颤时间间隔、电池工作时间、安全报警、事件回顾、语音提示、打印机等。

3. 使用方法

（1）除颤前的准备：体外电复律时电极板安放的位置有两种。一种称为前后位，即一块电极板放在背部肩胛下区；另一块放在胸骨左缘 3 ~ 4 肋间水平。有人认为这种方式通过心脏电流较多，使所需用电能较少，潜在的并发症也可减少。选择性电复律术宜采用这种方式。另一种是一块电极板放在胸骨右缘 2 ~ 3 肋间（心底部）。另一块放在左腋前线内第 5 肋间（心尖部）。这种方式迅速便利，适用于紧急电击除颤。两块电极板之间的距离不应 <10cm。电极板应该紧贴病人皮肤并稍为加压，不能留有空隙，边缘不能翘起。安放电极处的皮肤应涂导电糊，也可用盐水纱布，紧急时甚至可用清水，但绝对禁用酒精，否则可引起皮肤灼伤。消瘦而肋间隙明显凹陷而致电

极与皮肤接触不良者宜用盐水纱布，并可多用几层，可改善皮肤与电极的接触。两个电极板之间要保持干燥，避免因导电糊或盐水相连而造成短路。也应保持电极板把手的干燥。不能被导电糊或盐水污染，以免伤及操作者。当心脏手术或开胸心脏按摩而需作心脏直接电击除颤时，所需专有小型电极板，一块置于右心室面；另一种置于心尖部，心脏表面洒上生理盐水，电极板紧贴心室壁。

电复律所用电能用 J 表示。按需要量充电，心室颤动为250J～300J，非同步复律。室性心动过速为 150J～200J，心房颤动为 150J～200J，心房扑动为 80J～100J，室上性心动过速100J，均为同步复律

（2）除颤的实际操作过程

①迅速熟悉、检查除颤仪，各部位按键、旋钮、电极板完好，电能充足。

②患者取平卧位，操作者位于患者右侧位。

③迅速开启除颤仪，调试除颤仪至监护位置，显示患者心律。

④用干布迅速擦干患者胸部皮肤，将手控除颤电极板涂以专用导电胶。

⑤确定手控除颤电极板正确安放胸部位置，前电极板放在胸骨外缘上部、右侧锁骨下方。外侧电极板放在左下胸、乳头左侧、电极板中心在腋前线上，并观察心电波型，确定为室颤。

⑥选择除颤能量，首次除颤用 200J；第二次用 200～300J；第三次为 360J。

⑦按压除颤充电按钮，使除颤器充电。

⑧除颤电极板紧贴胸壁，适当加以压力，确定周围无人员直接或间接与患者接触。

⑨除颤仪显示可以除颤信号时，双手同时协调按压手控电极两个放电按钮进行电击。

⑩放电结束不移开电极，观察电击除颤后心律，若仍为室颤，则选择第二次除颤、第三次除颤，重复第 4 ~ 10 步骤。

（3）除颤后的护理

①继续观察心率、心律、呼吸、血压、面色、肢体情况及有无栓塞表现，随时做好记录。病情稳定后返回病房。术前抗凝治疗者。术后仍需给药，并做抗凝血监护。

②卧床休息 1 ~ 2 天，给予高热量，高维生素，易消化饮食，保持大便通畅。

③房颤复律后，继续服用药物维持，并观察药效及不良反应。

④保健指导，向病人说明诱发因素，如过度劳累、情绪激动等，防止复发。

（4）适应症

①心室颤动是电复律的绝对指证。

②慢性心房颤动（房颤史在 1 年 ~ 2 年以内），持续心房扑动。

③阵发性室上性心动过速，常规治疗无效而伴有明显血流动力学障碍者或预激综合征并发室上性心动过速而用药困难者。

④呈 1:1 传导的心房扑动。

（5）禁忌症

①缓慢心律失常，包括病态窦房结综合征。

②洋地黄过量引起的心律失常（除室颤外）。

③伴有高度或完全性传导阻滞的房颤、房扑、房速。

④严重的低血钾暂不宜做电复律。

⑤左房巨大，心房颤动持续一年以上，长期心室率不快者。

4. 注意事项

（1）最大储能值：这是指除颤电击前，储能电容两端储存的最大能量值，单位用焦耳（J）表示。经实验证明，电击的安全剂量即最大储能值以不大于400J为宜。

（2）释放电能量：指除颤器实际向病人释放电能的多少。这个指标十分重要，因为它直接关系到除颤实际剂量。能量储存多少并不等于就能给病人释放多少，这是因为在释放电能时，电容器的内阻、皮肤和电极接触电阻、电极接插件接触电阻等，都要消耗电能，所以对不同的患者（相当于不同的释放负荷），同样的储存电能就有可能释放出不同的电能量，因此，释放电能量的大小必须以一定的负荷值为前提。

（3）释放效率：释放能量和储存能量之比称为释放效率。不同的除颤器具有不同的释放效率。大多数除颤器的释放效率在50%～80%之间。

（4）最大储能时间：储能电容充电到最大储能值所需要的时间称为最大储能时间。该参数要求越小越好，因为储能时间越短，抢救和治疗所需的准备时间也就越少。但因受电源内阻的限制，该时间不可能无限制地减少。目前大多数除颤器最大储能时间在（10～15）s范围内。

（5）最大释放电压：这是指除颤器以最大储能值向一定负荷释放能量时在负荷上的最高电压值。为了确保安全，防止患者除颤电击时承受过高的电压，国际电工委员会规定：除颤器以最大储能值向100Ω电阻负荷释放时，在负荷上的最高电压值不应超过5000V。

六、心电图机

心电图机能将心脏活动时心肌激动产生的生物电信号（心电信号）自动记录下来，为临床诊断和科研常用的医疗电子仪器。

心脏在搏动之前，心肌首先发生兴奋，在兴奋过程中产生微弱电流，该电流经人体组织向各部分传导。由于身体各部分的组织不同，各部分与心脏间的距离不同，因此在人体体表各部位，表现出不同的电位变化，这种人体心脏内电活动所产生的表面电位与时间的关系称为心电图。心电图机则是记录这些生理电信号的仪器。

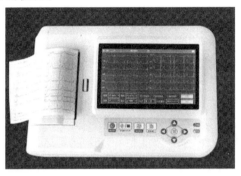

一、使用原理

心肌细胞膜是半透膜，静息状态时，膜外排列一定数量带正电荷的阳离子，膜内排列相同数量带负电荷的阴离子，膜外电位高于膜内，称为极化状态。静息状态下，由于心脏各部位心肌细胞都处于极化状态，没有电位差，电流记录仪描记的电位曲线平直，即为体表心电图的等电位线。心肌细胞在受到一定强度的刺激时，细胞膜通透性发生改变，大量阳离子短时间内涌入膜内，使膜内电位由负变正，这个过程称为除极。对整体心脏来说，心肌细胞从心内膜向心外膜顺序除极过程中的电位变化，由电流记录仪描记的电位曲线称为除极波，即体表心电图上心房的 P 波和心室的 QRS 波。细胞除极完成后，细胞膜又排出大量阳离子，使膜内电位由正变负，恢复到原来的极化状态，此过程由心外膜向心内膜进行，称为复极。同样心肌细胞复极过程中的电位变化，由电流记录仪描记出称为复极波。由于复极过程相对缓慢，复极波较除极波低。心房的复极波低、且埋于心室的除极波中，体表心电图不易辨认。心室的复极波在体表心电图上表现为 T 波。整个心肌细胞全部复极后，再次恢复极化状态，各部位心肌细胞间没有电位差，体表心电图记录到等电位线。

二、适用范围

1. 对心律失常和传导障碍具有重要的诊断价值。

2. 对心肌梗死的诊断有很高的准确性，它不仅能确定有无心肌梗死，而且还可确定梗死的病变期部位范围以及演变过程。

3. 对房室肌大、心肌炎、心肌病、冠状动脉供血不足和心包炎的诊断有较大的帮助。

4. 能够帮助了解某些药物（如洋地黄、奎尼丁）和电解质紊乱对心肌的作用。

5. 心电图作为一种电信息的时间标志，常为心音图、超声心动图、阻抗血流图等心功能测定以及其他心脏电生理研究同步记录，以利于确定时间。

6. 心电监护已广泛应用于手术、麻醉、用药观察、航天、体育等的心电监测以及危重病人的抢救。

三、使用方法

标准导联属双极导联，只能描记两电极间的电位差。电极连接方法是：第一导联（简称Ⅰ），右臂（－），左臂（＋）；第二导联（简称Ⅱ），右臂（－），左足（＋）；第三导联（简称Ⅲ），左臂（－），左足（＋）。

加压单极肢导联将探查电极放在标准导联的任一肢体上，而将其余两肢体上的引导电极分别与5000欧姆电阻串联在一起作为无关电极。这种导联记录出的心电图电压比单极肢体导联的电压增加50%左右，故名加压单极肢体导联。根据探查电极放置的位置命名，如探查电极在右臂，即为加压单极右上肢导联（aVR），在左臂则为加压单极左上肢导联（aVL），在左腿则为加压单极左下肢导联（aVF）。

单极胸导联将一个测量电极固定为零电位（中心电端法），把中心电端和心电描记器的负端相连，成为无关电极。

另一个电极和描记器正端相连，作为探查电极，可放在胸壁的不同部位。分别构成 6 种单极胸导联，电极的位置是：V1，胸骨右缘第 4 肋间；V2，胸骨左缘第 4 肋间；V3，在 V2 与 V4 连线的中点；V4，左锁骨中线第 5 肋间；V5，左腋前线与 V4 同一水平；V6，在腋中线与 V4 同一水平。

第二部分

各论

第一章

常见内科疾病的院前急救诊断与治疗

第一节　眩晕

【临床表现】

（一）基本症状

1. 眩晕是对实际上不存在的自身或外界运动的幻觉。

（1）眩晕常描述为螺旋、旋转，转动摇摆或倾斜的感觉。

（2）头晕常为目眩感觉。

2. 周围性眩晕突发，症状重，持续数秒至数分钟，偶数小时，头位变化时症状加重，常伴恶心，呕吐，出汗或听力障碍。

3. 中枢性眩晕渐发症状轻，持续压受头位变化影响。

（二）可能伴随症状

1. 乏力。

2. 空间失定向。

3. 耳鸣，听力下降。

4. 恶心，呕吐。

（三）体格检查要点

1. 生命体征　直立位和坐位双上肢脉搏、血压。

2. 心血管系统 心率，节律，心脏和血管杂音。

3. 腹部肠鸣音，肛门指检（除外出血）。

4. 眼震（周围性眩晕：水平或水平旋转性眼震，直视可止住眼震；中枢性眼震：眼震可水平，垂直旋转，如垂直单侧眼震提示脑干病变，连续直视止不住眼震），瞳孔，眼底。

5. 耳外耳道，鼓膜，听力。

6. 神经系统 脑神经冲脑功能。

（四）问诊要点

1. 眩晕发作的特征、时间和身体位置变动关系；

2. 伴随症状，如有无意识障碍、失痛及肢体运动障碍；

3. 药物和化学品中毒史；

4. 外伤史；

5. 高血压病、颈椎病和长期耳病史。

【院前处理】

1. 注意患者生命体征。
2. 建立静脉通路。

【常规治疗】

（一）基本治疗

1. 建立静脉通路。

2. 反复剧烈呕吐者，静脉补液。

3. 保持气道通畅，吸氧。

4. 防止意外损伤。

5. 必要时心电监护。

（二）缓解眩晕症状

1. 苯海拉明 25～50mg，肌注或口服，每6小时1次。

2. 异丙嗪 12.5mg，肌注或静脉注射，每6小时1次。

3. 安定 2.5～10mg，静脉注射或口服，每8小时1次。

4. 氟哌利多为止吐、镇静、精神抑制、前庭抑制药：2.5～5 毫克，肌注或稀释后静脉注射，每日 2 次或每日 3 次。

（三）明确诊断，对因治疗

第二节 休克

【临床表现】

（一）基本表现

1. 低血压

（1）成人肱动脉收缩压低于 12.0kPa（90 mmHg）

（2）或较基础血压降低 4.0kPa（30 mmHg）以上。

（3）脉压减小。

2. 生命体征性改变

（1）仰卧位无低血压，但怀疑存在休克时。

（2）改变体位后 3～5 分钟测量脉搏、血压。

（3）收缩压下降超过 1.33～2.67kPa（10～20mmHg）。

（4）伴脉搏增加超过 15 次/分钟。

（5）患者感头昏不适。

3. 组织灌注不足表现

（1）肢端湿冷。

（2）皮肤苍白或发绀。

（3）外周脉搏搏动未扪及或细弱。

（4）烦躁不安，易激惹。

（5）神志淡漠，嗜睡，昏迷。

（6）尿量减少或无尿。

4. 交感神经兴奋

（1）精神紧张，焦虑。

（2）过度换气。

（3）大汗。

（二）各类休克临床表现

1. 心源性休克

（1）心前区疼痛。

（2）牙痛，肩关节痛，上腹痛。

（3）呼吸困难及急促。

（4）颈静脉怒张。

（5）肺部音。

（6）心动过速，奔马律，心脏杂音，收缩期喀喇音。

（7）恶心、呕吐。

2. 感染性休克

（1）发热或低体温。

（2）呼吸浅速。

（3）心动过速或心动过缓。

（4）感染病灶表现。

3. 低容量性休克

（1）血容量丢失

1）轻度失血（丢失血容量小于15%）：焦虑，心动过速，脉压增大。

2）中度失血（丢失血容量15%~30%）：心跳呼吸增快，脉压减小，尿量轻度减少

3）重度失血（丢失血容量30%以上）：意识精神状态改变，少尿或无尿

（2）出血表现

1）呕血，便血。

2）咯血。

3）诊断性腹腔穿刺见不凝血。

4）后穹隆穿刺见不凝血。

5）产后出血。

6）大血管穿透性损伤。

4．过敏性休克

（1）有接触过敏原病史。

（2）突然发病。

（3）皮肤红斑和瘙痒。

（4）胸闷，气短。

（5）腹部不定位的隐痛或绞痛。

（6）恶心、呕吐、腹泻。

（7）二便失禁。

（8）喉头水肿和支气管水肿：呼吸窘迫，发绀。

（9）面色苍白，四肢厥冷。

（10）脉搏细弱，血压下降。

（11）烦躁不安。

（三）问诊要点

1．起病情况，可能诱因

2．现病史

（1）平时血压。

（2）心脏病症状。

（3）近期感染性疾病史。

（4）昆虫叮咬史。

（5）目前用药情况。

3．既往史

（1）心脏病。

（2）高血压病。

（3）糖尿病。

（4）手术外伤史。

（5）吸毒史。

（6）既往过敏史。

4．女性月经史

【院前处理】

1. 心电、血压及血氧监测。

2. 给氧。

3. 建立大口径静脉通路。

4. 意识障碍、呼吸困难者行气管插管。

5. 如患者无急性心衰表现，给晶体液。

6. 对出血性休克患者在出血控制前，院外快速、大量补液有争议。

7. 过敏性休克患者应立即给予肌内注射肾上腺素（成人剂量 0.3 ~ 0.5mg）。

8. 对急性心肌梗死患者，建议转运至能开展急诊冠状动脉介入的医院。

【常规治疗】

（一）基本治疗

1. 仰卧位，腿部抬高，安静，保暖。

2. 心电、血压、血氧监测。

3. 建立大口径静脉通路。

4. 考虑深静脉插管，中心静脉压监测。

5. 保持气道通畅，吸高浓度氧。

6. 气管插管指征

（1）休克病人出现烦躁不安、意识障碍。

（2）呼吸不规则或停止。

（3）呼吸道不通畅，不能维持血氧饱和度。

（4）给予高流量氧不能充分维持氧合。

（5）通气衰竭（急性呼吸性酸中毒）。

（6）连枷型胸壁伴呼吸衰竭。

7. 对非心力衰竭患者快速静脉补液。

8. 出血性休克应紧急止血（压迫、手术）。

9. 置入尿管，计每小时尿量。

10. 根据休克基础病因各专科会诊。

（二）各类休克常规急诊处理

1. 心源性休克

（1）急性心肌梗死

1）有效镇痛；

2）急诊血运重建（经皮穿刺冠状动脉成形术，冠状动脉旁路移植术）；

3）iCCO 等有创血流动力学方法应用（指导血管活性药物使用）；

4）主动脉内球囊反搏（二尖瓣反流、室间隔穿孔、心脏破裂）；

5）心脏外科手术。

（2）急性心力衰竭

1）吗啡；

2）呋塞米；

3）如血压 12.0～13.3kPa（90～100mHg）以上，给予扩血管药物（硝酸甘油等）；

4）显著低血压给予多巴胺；

5）正性肌力药物不作为一线用药；

6）去除诱因。

2. 感染性休克

（1）补充晶体液和胶体液。

（2）抗感染治疗。

（3）脓肿切开引流。

（4）必要时手术治疗。

1）化脓性梗阻性胆管炎

2）急性弥漫性腹膜炎

3）脓胸

4）坏死性肠炎

（5）血流动力学监测：指导血管活性药物应用去甲肾上腺素和（或）多巴胺。

（6）明确并控制感染源。

3. 出血性休克

（1）建立两条大口径静脉通路。

（2）交叉配血，尽早输血。

（3）生命垂危患者尽早输入同型血或 O 型血。

（4）凝血功能障碍者，输入凝血因子（或凝血因子复合物）或新鲜血浆。

（5）血小板低或功能障碍者输血小板。

（6）在不影响其他治疗措施前提下，中心静脉压监测。

（7）临床监测血压、心率、尿量、神志及血细胞比容。

（8）出血病因处理：对补液反应差者，尽早手术治疗或血管造影。

4. 过敏性休克

（1）停用和清除过敏原。

（2）保持呼吸道通畅防窒息。

（3）静脉补充等渗液。

（4）肾上腺素（1：1000）0.3～0.5mg，肌内注射；每15～20分钟重复一次，直到临床症状改善；皮下注射肾上腺素吸收速度要慢于肌内注射；当静脉通路已经存在时，静脉注射肾上腺素是合理的，推荐剂量 0.05～0.1mg。

（5）抗过敏药物：苯海拉明、氯苯那敏（扑尔敏）、异丙嗪。

（6）糖皮质激素：氢化可的松或甲泼尼龙（甲基强的松龙）。

（7）10% 葡萄糖酸钙：10～20ml，静脉注射。

（8）顽固性低血压：多巴胺、去甲肾上腺素。

药物或化学品中毒

（1）如有指征给予洗胃、药用炭（活性炭）。

（2）根据毒物化学性质，给予阿托品、多巴胺、去甲肾上腺素、多巴酚丁胺等心血管活性药物。

（3）阿片类物质：纳洛酮拮抗。

（4）钙离子拮抗剂：补钙。

第三节　呼吸困难

【临床表现】

（一）基本表现

1. 气短，呼吸气不够的感觉。

2. 呼吸急促。

3. 呼吸费力。

4. 喘鸣。

5. 呼吸窘迫。

6. 窒息感。

（二）可能伴随症状

1. 发热。

2. 出汗。

3. 发绀。

4. 声音嘶哑。

5. 吞咽困难。

6. 咳嗽，咳痰。

7. 水肿。

8. 焦虑不安，头痛。

9. 定向力障碍，烦躁，易怒。

10. 嗜睡，昏迷。

（三）体格检查要点

1. 生命体征：体温、呼吸、脉搏、血压。

2. 一般情况：意识，语言交流能力。

3. 皮肤：皮疹，瘀点、瘀斑，发绀。

4. 头颅：五官创伤、烧伤特征。

5. 颈部：喘鸣，颈静脉怒张，气管位置不正常。

6. 肺部：

（1）呼吸运动特点。

（2）三四征。

（3）喘鸣音。

（4）呼吸音。

（5）肺部干湿音。

（6）胸膜摩擦音。

7. 心脏：心率，奔马律，杂音。

8. 腹部：腹水、腹部脂肪对呼吸影响。

9. 四肢：水肿，杵状指。

10. 神经系统：意识状态，局灶体征。

（四）问诊要点

1. 感染病史。

2. 肺部疾病史（COPD，哮喘）。

3. 心脏病史（冠心病，心肌梗死，心力衰竭）。

4. 外伤史（骨折，胸部创伤）。

5. 吸入烟雾、毒气史。

6. 下肢静脉栓塞史。

7. 用药史，药物过敏史。

【院前处理】

1. 注意患者生命体征。

2. 吸氧，有条件者做心电、血氧饱和度监测。

3. 建立静脉通路，行心电图检查。

4. 必要时气管插管，人工呼吸。

【常规治疗】

（一）基本治疗

1. 保证气道通畅。

2. 给高浓度氧（百草枯中毒和 AECOPD 除外）。

3. 气管插管，机械通气

（1）严重呼吸困难。

（2）呼吸衰竭。

（3）窒息。

（4）呼吸停止。

4. 心电、血压、血氧监测。

5. 大动脉搏动消失、意识丧失者行心肺复苏。

6. 建立静脉通路，生理盐水纠正低血压状态。

（二）病因治疗

1. 急性心力衰竭

（1）急性左心衰竭，充血性心力衰竭失代偿。

（2）呋塞米。

（3）硝酸甘油，硝普钠。

（4）吗啡。

2. 哮喘，喘息性支气管炎，慢性阻塞性肺病

（1）扩张支气管：氨茶碱，β 受体兴奋剂。

（2）糖皮质激素：甲泼尼龙，琥珀酸氢考等。

（3）抗感染。

1）有感染病学证据。

2）高龄。

3）危重病患者。

3. 急性肺损伤，急性呼吸窘迫综合征

（1）给氧，必要时机械通气。

（2）去除诱因。

4. 社区获得性肺炎，吸入性肺炎

（1）给氧，必要时机械通气。

（2）抗感染治疗。

5. 胸腔积液胸腔穿刺

（1）缓解症状。

（2）明确病因。

6. 张力性气胸

（1）胸腔穿刺抽气。

（2）胸腔闭式引流。

（3）胸外科会诊。

7. 气道异物

（1）手法解除气道梗阻。

（2）必要时环甲膜穿刺，气管切开。

（3）耳鼻喉科会诊。

8. 过敏反应，遗传性血管性水肿

（1）肾上腺素。

（2）糖皮质激素。

（3）组胺受体阻滞剂。

9. 神经肌肉疾病

（1）给氧，呼吸衰竭患者机械通气。

（2）注意呼吸道管理。

（3）病因治疗。

第四节　意识障碍及昏迷

【临床表现】

（一）基本表现

1. 意识是机体对自己和周围环境的感知，并对内、外环境的刺激做出有意义的应答，应答能力的减退或消失表现为不同程度的意识障碍（下表）。

分类	表现特征
Ⅰ嗜睡	患者持续处于睡眠状态，对刺激有反应，尚能唤醒，并能用言语或运动做出反应
Ⅱ昏睡	较强刺激能唤醒，言语、运动、反应较少，刺激停止马上又进入睡眠状态
Ⅲ浅昏迷	对声、光等刺激无反应，对疼痛等强烈刺激有运动反应，生命体征平衡，角膜反射、光反射等均存在
Ⅳ深昏迷	对外界刺激均无反应，原始的伤害性刺激的躲避反射也消失，各种生理反射消失、病理反射出现，生命体征常有改变

2. 昏迷是最严重的意识障得。

（1）意识障碍，随意运动丧失。

（2）对外界刺激失去正常反应。

（3）但生命体征如呼吸、脉搏、血压和体温尚存。

（二）伴随症状

1. 剧烈头痛要考虑脑出血、颅内感染、颅压升高，尤其是蛛网膜下腔出血。

2. 低体温要考虑颅内感染、低血糖、黏液性水肿昏迷及酒精中毒等。

3. 高热要考虑颅内或全身感染、甲亢危象、药物中毒、下丘脑出血。

4. 精神症状要考虑脑炎和颞叶癫痫可能。

（三）体格检查要点

1. 重点观察

（1）生命体征和气道通畅情况。

（2）有无头部外伤。

（3）有无皮肤、黏膜异常。

1）皮肤瘀点、瘀斑，见于流行性脑膜炎、败血症及血液病等。

2）一氧化碳中毒皮肤呈樱桃色。

3）皮肤潮红见于感染性疾病及酒精中毒。

（4）呼出气体的气味

1）烂苹果味见于糖尿病酮症酸中毒。

2）氨味可能为肝性脑病。

3）尿臭者要考虑尿毒症。

4）大蒜味提示有机磷农药中毒。

2. 一般情况　良好、痛苦或危重。

3. 皮肤　有无出血点、黄疸、发绀，肢体有无针眼（怀疑药物滥用时）。

4. 头颅及五官　有无头颅、颌面部外伤，瞳孔大小及反应。

5. 颈部　僵硬程度、克/布氏征、甲状腺大小、颈静脉充盈情况。

6. 肺部　双肺呼吸音是否对称，有无杂音。

7. 心脏　心率、心脏节律、杂音或病理性心音。

8. 腹部　是否膨隆、硬度如何、肝脾有无增大、腹水征是否阳性、听诊肠鸣音是否亢进、直肠指检是否有指套染血。

9. 神经系统

（1）局灶性神经系统体征（如偏瘫、深部腱反射不对称）。

（2）巴宾斯基征。

（3）注意自主运动的出现或消失。

（4）注意对疼痛的反射。

1）有无去皮质强直（手臂和肘屈曲，腿伸展）

2）有无去大脑强直（四肢强直伸展，颈后仰，甚至角弓反张）

（5）Glasgow 昏迷评分（GCS，表 1 - 5）。

表 -5 Glasgow 昏迷评分 （GCS）

	项目	评分		项目	评分		项目	评分
睁眼反应	主动睁眼	4	语言反应	正常	5	肢体运动	遵嘱运动	6
	对语言有反应	3		思维混乱	4		局部疼痛刺激定位	5
	对刺痛有反应	2		不适当词语	3		疼痛躲避	4
	无反应	1		不可理解的声音	2		疼痛刺激屈曲	3
				不出声	1		疼痛刺激伸展	2
							无反应	1

注：①全麻未醒或使用镇静剂的患者评分不准确；②三项参数相加得最后评分，得分值越高，提示意识状态越好，14 分以上为正常状态，7 分以下为昏迷，最低分为 3 分（提示脑死亡或预后极差，罕有幸存者）。

（6）须进行反复、多次神经系统查体。

（四）问诊要点

对昏迷患者应通过各种渠道（救护人员、旁观者、家属、朋友或同事等）获取详细的病史，了解发病经过。

1. 起病形式

（1）急性起病：见于急性脑血管意外、颅脑外伤、急性药物中毒、一氧化碳中毒、触电及呼吸循环衰竭等。

（2）亚急性起病：见于代谢性脑病（如尿毒症、肝性脑病、肺性脑病、糖尿病高渗性昏迷、糖尿病酮症酸中毒）、病毒性脑炎及脑膜炎等。

（3）逐渐发生：需考虑颅内占位性病变或慢性硬脑膜下血肿等。

（4）反复发作：需考虑肝性脑病、低血糖等。

（5）一过性发作：见于短暂性脑缺血发作、阿 - 斯（adams - stokes）综合征等。

2. 注意询问创伤史。

3. 系统疾病史（糖尿病、慢性肾衰竭、慢性肝病、癫痫）。

4. 药物滥用史，近期药物和食物应用情况。

5. 患者被发现时环境状况（如附近有无高压线、室内有无煤气味）。

【院前处理】

1. 保持气道通畅，给氧。

2. 作呕发射或呛咳反射消失者考虑气管插管。

3. 立即测血压、血糖。

4. 神经系统查体，GCS 评分，记录瞳孔和四肢运动情况。

5. 记录标准 12 导联心电图。

6. 建立静脉通路，如无法快速测得血糖，应经验性给予葡萄糖。

【常规治疗】

（一）基本治疗

1. 开放气道、维持呼吸循环功能。

2. 患者作呕反射和呛咳反射消失，立即气管插管。

3. 严密监测生命体征。

4. 对外伤患者要注意保护颈椎。

5. 快速检测血糖，如为低血糖予 50% 葡萄糖 40～100ml 静脉注射

6. 经验性给予纳洛酮 0.4～2 毫克肌内或静脉注射。

7. 经验性给予维生素 B_1 10mg 肌内注射，或溶于 100ml 葡萄糖或生理盐水中静脉滴注。

（二）支持治疗

1. 如临床或影像学提示颅压升高，有发生脑疝危险者，20% 甘露醇 0.5～2 克/千克静脉滴注，每 6～8 小时 1 次。

2. 昏迷患者病因不清时，考虑抗中枢神经系统感染治疗，头孢曲松 2～4 克/天（2 克，静脉滴注，每日 1 次或每 12 小

时 1 次）或头孢他啶 3 ~ 6 克/天（1 ~ 2 克，静脉滴注，每 8 小时 1 次）。

3. 高热患者给予降温，必要时冬眠灵加物理降温。

4. 抽搐患者静脉给予地西泮。

（三）病因治疗

1. 怀疑安定类药物过量

（1）用氟马西尼做诊断性试验。

（2）氟马西尼避免应用于有癫痫病史或服用三环类抗抑郁药患者。

2. 一氧化碳中毒者

（1）立即搬离现场，吸氧。

（2）有指征者给予高压氧治疗。

3. 药物过量者

（1）药用炭（最好在服毒后 1 小时内给予）。

（2）1 ~ 2mg/kg，稀释后注入鼻胃管内。

第五节　急性腹痛

【临床表现】

（一）基本症状

1. 腹痛起始时间。

2. 疼痛过程，进展情况。

3. 疼痛程度。

4. 放射痛在肩部、腹股沟、背部。

5. 疼痛起始部位，转移。

6. 疼痛性质为持续性、间断性、逐渐减轻或加重、锐痛、钝痛及绞痛。

7. 疼痛影响因素为进食、呕吐、排尿、排气、呼吸、体位。

8. 疼痛与呕吐关系，如疼痛先于呕吐，提示有外科指征。

（二）伴随症状

1. 发热，寒战。

2. 恶心，呕吐。

3. 食欲不振，厌食，厌油，体重下降。

4. 腹泻，便秘。

5. 便闭，腹胀（肛门 8 小时以上不排气、排便提示有梗阻）。

6. 呕血，便血，黑便。

7. 腰痛，血尿，排尿困难。

8. 阴道出血，停经，月经不规则。

9. 黄疸，皮疹。

10. 肩部疼痛，胸痛，睾丸痛。

（三）体格检查要点

1. 诊断：未明时应反复评估。

2. 生命体征：体温、血压（低血压提示病情非常严重）、脉搏，改变体位后生命体征变化。

3. 一般情况：病容，面色，意识，营养状况，体位。

4. 皮肤：巩膜黄染，脱水情况。

5. 颈部：淋巴结，颈静脉。

6. 肺部：呼吸音，胸膜摩擦音。

7. 心脏：心率，节律，杂音，心包摩擦音。

8. 腹部

（1）望诊：疤痕，外伤，静脉曲张，皮纹瘀斑，腹型。

（2）听诊：四个象限听肠鸣音（是否高调气过水声，是否消失），振水音，血管杂音。

（3）叩诊：腹水征，叩诊音，肾区叩痛。

（4）触诊：腹壁压痛，肌紧张，反跳痛，肿块，肝脾大小。

（5）特殊体征：麦氏点压痛，Rovsin 征，Murph 征，腰大肌征，闭孔肌征。

9. 肛诊：有无包块，压痛，退出指套有无带血。

10. 盆腔下腹痛：女性常规检查，宫颈分泌物、触痛，子宫附件压痛。

11. 四肢水肿，发绀，活动度。

（四）问诊要点

1. 疼痛特点，伴随症状。

2. 意识状况，叙述症状能力。

3. 最近排便，排尿情况。

4. 最近进食情况，胃肠功能状态。

5. 女性月经史。

6. 用药史（如激素、抗凝药物、抗血小板药物）。

7. 既往手术史，外伤史，类似发作史，家族史。

8. 询问问系统病史

（1）心血管病史：冠心病，高血压病，心力衰竭。

（2）肺部疾病史：哮喘，慢性支气管炎，肺心病。

（3）胃肠道疾病史：消化性溃疡，肝硬化，胆石症，胰腺炎，炎性肠病，既往内镜、放射线检查结果。

（4）泌尿系疾病史：肾衰，肾结石。

（5）其他：糖尿病酮症，脑血管意外，肿瘤病史。

【院前处理】

1. 注意患者生命体征。

2. 吸氧，有条件者做心电图。

3. 建立静脉通路。

4. 如无特殊情况，暂不给予止痛处理，以免掩盖病情。

【常规治疗】

（一）基本治疗

1. 密切观察生命体征。

2. 建立静脉通路。

3. 怀疑急腹症时，重点对症处理

（1）腹膜刺激征（腹肌紧张，压痛、反跳痛，板状腹）。

（2）麦氏点压痛、反跳痛。

（3）肠梗阻。

（4）胆石症，胆囊炎。

（5）肾结石。

（6）外伤后腹痛。

（7）怀疑宫外孕。

4. 需禁食。

（二）支持治疗

1. 麻醉镇痛剂

（1）传统认为避免掩盖病情，诊断明确前不主张应用。

（2）现在有医师认为患者生命体征稳定可考虑使用。

1）一旦严重疼痛缓解，患者配合可能更好，可加快腹痛诊断。

2）麻醉剂的副作用可被纳洛酮迅速逆转。

2. 止吐剂

（1）甲氧氯普胺（胃复安）。

（2）异丙嗪。

3. 抗生素

（1）腹膜炎。

（2）腹腔空腔脏器穿孔。

（3）胆囊炎。

（4）胃肠炎。

（5）阑尾炎。

（6）膈下脓肿。

4. 备选药物

（1）甲硝唑。

（2）β内酰胺类药物。

（3）喹诺酮类药物。

第六节　胸痛

胸痛患者就诊的5道关口：1. 胸痛患者：患者就医意识；有胸痛上医院；认识误区。2. 社区全科医生：分流患者；院前溶栓；了解当地医疗技术；节省转运时间。3. 调度中心：了解呼救者情况，决定需要首先处理的问题；调度救援系统，必要时给予救治措施的指导。4. 救护车：院前监测急救与转运。5. 医院急诊室或胸痛中心。

【临床表现】

（一）基本表现

1. 患者胸部　（从颌部到上腹部）的一种疼痛或不适感；

2. 胸痛部位、性质、严重程度、持续时间和诱因　因疾病不同和患者个体差异而临床表现不同，如：疼痛部位以胸部为主，但部分患者表现为（左）肩、胳膊、手、下颌及牙齿疼痛；性质和严重程度，从胸闷、隐痛到剧烈绞窄样疼痛不等。

（二）伴随症状

心慌、心悸；呼吸困难和发绀；晕厥；大汗；恶心、呕吐。

（三）危及生命的胸痛

心绞痛、心肌梗死、主动脉夹层、肺栓塞、气胸、食管破裂。

（四）体格检查要点

1. 生命体征　比较左右、上下肢血压和脉搏是否对称，呼吸是否窘迫；

2. 一般情况　确定患者一般情况是否良好，痛苦或危重，多数患者有焦虑；

3. 皮肤黏膜　是否有发绀，胸部皮肤有无束带状皮疹；

4. 颈部血管　是否居中；

5. 胸部　有无触痛及皮下气体，双肺呼吸音是否对称，有无干湿啰音；

6. 心脏　听诊心率、节律、杂音及病理性心音；

7. 腹部　检查有无触痛，有无肿块，肠鸣音如何；

8. 神经系统　注意寻找局灶性神经系统体征。

（五）问诊要点

1. 病史询问对胸痛评价具有重要意义；

2. 疼痛的特点：发病缓急；疼痛性质和部位；放射痛特点；持续时间和病程；诱发因素和缓解因素；与体位和呼吸关系；危险因素；既往史和伴随症状；

3. 患者年龄、性别、职业和个人生活习惯；

4. 心脏和肺部疾病史；

5. 高血压病史；

6. 用药史和药物过敏史；

7. 近期外伤、消化性溃疡、脑血管意外病史；

8. 类似本病史和家族史。

【院前处理】

1. 首先判断病情的严重性，对生命体征不稳定的病人，应立即开始稳定生命体征的治疗；同时开始下一步针对性处理；

2. 对生命体征稳定的病人，首先获取病史和体征；

3. 进行有针对性的体格检查和辅助检查；

4. 在上述程序完成后能够明确病因的病人立即开始有针对性病因的治疗，如急性心肌梗死者尽快进行冠脉再通治疗，对急性气胸病人尽快予以抽气或引流等；

5. 对不能明确病因的病人，留院观察一段时间，一般建议 6 个小时左右。

【院前急救处理原则】

1. 所有胸痛患者院前均应按潜在致命性疾病对待；

2. 绝对卧床；

3. 监测体温、脉搏、呼吸、血压；

4. 吸氧，建立静脉通路，给予硝酸甘油控制疼痛；

5. 必要时十二通道心电图和心电监护。

第七节　恶心与呕吐

在临床上，引起恶心与呕吐的疾病有很多，若能明确病因对治疗至关重要。

病因

1. 胃肠道及腹腔脏器病变　胃炎、食管炎；消化性溃疡，出血，穿孔；消化系统肿瘤；肠梗阻、肠缺血；细菌性食物中毒；胃肠动力性疾病；胆囊炎、胆石症；胰腺炎；肝炎；阑尾炎；腹膜炎；肾结石；宫外孕。

2. 代谢及内分泌性疾病　水、电解质平衡紊乱；糖尿病酮症酸中毒；酒精性酮症酸中毒；甲状腺功能亢进、减退，甲亢危象；垂体功能减退、垂体危象；肾上腺皮质功能减退；慢性肾衰竭。

3. 神经系统疾病　脑出血、脑梗死、脑瘤；脑水肿、脑积水；脑膜炎、脑炎；脑震荡；严重头痛。

4. **其他** 药物和化学品中毒；急性心肌梗死；眩晕；眼内压增高；神经性厌食、神经性多食；妊娠；不明原因呕吐。

【临床表现】

（一）基本表现

恶心：引起呕吐冲动的胃内不适感。

呕吐：胃反射性强烈收缩，迫使胃内容物急速呕吐出体外。

（二）伴随症状

发热；食欲减退；多汗、唾液分泌过多；脸色苍白；胸痛、心绞痛；胸闷、心慌、憋气；腹痛、腹胀、腹泻；呕血（鲜红，咖啡色）；头痛、头晕、眩晕。

（三）问诊要点

1. 年龄、性别、女性月经史；

2. 大小便情况；

3. 服药史，化学品接触史；

4. 呕吐特点，呕吐方式（与进食关系，是否为喷射性等），呕吐物特点，伴随症状；

5. 询问系统性疾病史；

6. 精神因素，精神状态。

（四）体格检查要点

1. 生命体征：体温、呼吸、脉搏、血压；

2. 一般情况：脱水、体重下降、消瘦、贫血；

3. 眼：瞳孔、眼震，必要时检查眼底；

4. 颈：颈项强直、克/布氏征；

5. 心肺：呼吸音、心率、节律、杂音；

6. 腹部：胃形、腹肌紧张、压痛、腹部肿块、肠鸣音；

7. 神经系统：意识、神经反射、病理征。

【院前急救原则】

1. 对于老年，伴胸痛、心脏病患者做心电图检查；
2. 坐位或侧卧位，防止误吸；
3. 给氧，建立静脉通路；
4. 低容量者补充等渗溶液；
5. 密切监测生命体征。

第二章

常见外科及骨科疾病的院前
急救诊断与治疗

一、颅脑损伤

颅脑损伤是一种常见外伤，可单独存在，也可与其他损伤复合存在。其分类根据颅脑解剖部位分为头皮损伤、颅骨损伤与脑损伤，三者可合并存在。头皮损伤包括头皮血肿、头皮裂伤、头皮撕脱伤。颅骨骨折包括颅盖骨线状骨折、颅底骨折、凹陷性骨折。脑损伤包括脑震荡、弥漫性轴索损伤、脑挫裂伤、脑干损伤。按损伤发生的时间和类型又可分为原发性颅脑损伤和继发性颅脑损伤。按颅腔内容物是否与外界交通分为闭合性颅脑损伤和开放性颅脑损伤。根据伤情程度又可分为轻、中、重、特重四型。

要点：到达现场，询问病史，判断为颅脑创伤。紧急评估有无气道阻塞，有无呼吸、呼吸的频率和程度神志是否清楚。伤口的处理（致伤物和脑突出）：包扎伤口，伤情评估，通过评估伤员的睁眼反应、言语反应、运动反应判断伤情的轻重，无上述情况或经处理解除危及生命的情况后可转运至医院行进一步治疗。如患者出现恶心、呕吐、意识丧失时，一定要判断患者是否出现脑疝等危症。及时运用脱水药物。转送就近医院诊治。

二、胸部创伤

胸部损伤是由车祸、挤压伤、摔伤和锐器伤所致的损伤，根据损伤暴力性质不同，胸部损伤可分为钝性伤和穿透伤；根据损伤是否造成胸膜腔与外界沟通，可分为开放伤和闭合伤。胸部创伤的分类　可从以下三个角度分类。按致伤原因和伤情分类　可分为：①闭合性损伤，是胸部受暴力撞击或挤压所致的胸部组织和脏器损伤，但胸膜腔与外界大气不直接相通。常见的致伤原因有挤压伤、钝器打击伤、高空坠落伤、爆震伤等。轻者只有胸壁软组织挫伤或单纯性肋骨骨折，重者可有内脏损伤（主要是心肺损伤）、多处肋骨骨折，并可引起气胸、血胸、纵隔或皮下气肿、损伤性窒息及膈疝等。爆震伤是爆炸产生的强大气流冲击波作用于胸部而引起胸内脏器（主要是肺脏）的损伤，主要见于战时，平时可见于工矿爆炸事故。偶可由于吸入火焰、高热气体或蒸气而伴有呼吸道烧伤。胸部闭合性损伤的严重程度取决于受伤组织或器官的数量和伤情，以及有无胸外合并损伤。②开放性损伤，损伤穿破胸膜，使胸膜腔与外界相通，造成气胸、血胸或血气胸，有时还可穿破膈肌或伤及腹内脏器。主要见于战时的火器伤，在平时多为锐器刺伤。按损伤程度分类　可分两类：①非穿透伤，只伤及胸壁，而胸膜或纵隔完整无损。②穿透伤，损伤穿通胸膜腔或纵隔。按伤道情况分类可分三类：①贯通伤，损伤既有入口又有出口，常伴有内脏损伤。②非贯通伤，伤道只有入口而无出口，往往有异物存留，易致继发感染。③切线伤，伤道仅切过胸壁或胸膜腔周缘。

要点：包括基本生命支持与严重胸部损伤的紧急处理。

基本生命支持的原则为：维持呼吸道通畅、给氧、控制外出血、补充血容量、镇痛、固定，并迅速转运。威胁生命的严重胸外伤需在现场施行特殊急救处理：张力性气胸需放置具有单向活瓣作用的胸腔穿刺针或胸腔闭式引流；开放性气胸需迅速包扎和封闭胸部吸吮伤口，有条件时安置上述穿刺针或引流管；对大面积胸壁软化的连枷胸有呼吸困难者，予以人工辅助呼吸。

三、腹部创伤

多数腹部损伤同时有严重的内脏损伤，如果伴有腹腔实质脏器或大血管损伤，可因大出血而导致死亡；空腔脏器受损伤破裂时，可因发生严重的腹腔感染而威胁生命。早期正确的诊断和及时合理的处理，是降低腹部创伤死亡的关键。腹部损伤可分为开放性和闭合性两大类。在开放性损伤中，可分为穿透伤（多伴内脏损伤）和非穿透伤（有时伴内脏损伤）。根据入口与出口的关系，分为贯通伤和非贯通伤。根据致伤源的性质不同，也有将腹部损伤分为锐器伤和钝性伤。锐器伤引起的腹部损伤均为开放性的；钝性伤一般为闭合性损伤。

要点：腹部创伤伤员的急救与其他脏器伤的急救一样，应先注意检查有无立即威胁生命的情况存在，并应迅速予以处理，首先要注意检查有无呼吸道阻塞和呼吸道机能障碍，清除呼吸道分泌物和异物，维持呼吸道通畅，如有开放性气胸、明显的外出血等立即威胁生命的情况时，应迅速予以处理。四肢如有骨折，在搬动前应初步固定。休克发生前应积极预防休克，如冬保暖、夏防暑、保持伤员安静，止痛（未明确诊断前，禁用吗啡等止痛剂）和补充液体，当休克发生后，必须快速输血、输液，以尽快恢复血容量，使血压回升，输入的静脉血最好先用上肢，因为在腹部伤中，可能有下腔静脉系统的血管损伤，用下肢输血有增加内出血的可能。

当发现腹部有伤口时，应立即予以包扎。对有内脏脱出者，一般不可随便回纳以免污染腹腔。可用急救包或大块敷料严加遮盖，然后用军用碗（或用宽皮带作为保护圈）盖住脱出之内脏，防止受压，外面再加以包扎。如果脱出的肠管有绞窄可能，可将伤口扩大，将内脏送回腹腔，因此时的主要矛盾是肠坏死而不是感染。脱出的内脏如有破裂，为防止内容物流出，可在肠破口处用钳子暂时钳闭，将钳子一并包扎在敷料内。如果腹壁大块缺损，脱出脏器较多，在急救时应将内脏送回腹腔，以免因暴露而加重休克。

在急救处理同时，应用抗生素如破伤风抗毒素等疑有内脏伤者，一律禁食，必要时可放置胃肠减压管抽吸胃内容物。有尿潴留的伤员应导尿做检查，并留置导尿管，观察每小时尿量。急救处理后，在严密的观察下，尽快后送，后送途中，要用衣物垫于膝后，使髋膝呈半屈状以减轻腹壁张力，减轻伤员痛苦。

四、骨盆骨折

骨盆骨折是一种严重外伤，多由直接暴力骨盆挤压所致。多见于交通事故和塌方，战时则为火器伤。骨盆骨折创伤半数以上伴有并发症或多发伤。最严重的是创伤性失血性休克及盆腔脏器合并伤，救治不当有很高的死亡率。低能量损伤所致的骨折大多不破坏骨盆环的稳定，但是，中、高能量损伤，特别是机动车交通伤多不仅限于骨盆，在骨盆环受到破坏的同时常合并广泛的软组织伤、盆内脏器伤或其他骨骼及内脏伤。

要点：主要是对休克及各种危及生命的并发症进行处理。骨盆骨折常合并多发伤的占33%～72.7%，休克的发生率高达30%～60%。严重骨盆骨折的死亡率为25%～39%，都是由直接或间接骨盆骨折出血引起。因此骨盆骨折的早期处理一定要遵循高级创伤生命支持的基本原则，首先抢救生命，稳定生命体征后再对骨盆骨折进行相应的检查及处理。一旦确定休克为骨盆骨折出血所导致，就应根据骨盆骨折的抢救流程来进行救治。早期外固定对骨盆骨折引起的失血性休克的抢救十分有意义，有效的外固定方式有外固定架－固定前环，C形钳固定后环，如果缺乏固定器械，简单地用床单、胸腹带等包裹及固定骨盆也能起到一定的稳定骨盆及止血的作用，如仍不能维持血压，则应采用开腹填塞压迫止血。

五、脊柱和脊髓创伤

脊柱和脊髓损伤常发生于工矿、交通事故，战时和自然灾害时可成批发生。伤情严重复杂，多发伤、复合伤较多，并发症多，合并脊髓伤时预后差，甚至造成终身残废或危及生命。

要点：有时合并严重的颅脑损伤、胸部或腹部脏器损伤、四肢血管伤，危及伤员生命安全时应首先抢救。凡疑有脊柱骨折者应使病人脊柱保持正常生理曲线。切忌使脊柱做过伸、过屈的搬运动作，应使脊柱在无旋转外力的情况下，三人用手同时平抬平放至木板上，人少时可用滚动法。对颈椎损伤的病人，要有专人扶托下颌和枕骨，沿纵轴略加牵引力，使颈部保持中立位，病人置木板上后用沙袋或折好的衣物放在头颈的两侧，防止头部转动，并保持呼吸道通畅。脊柱、腰部及下肢骨折的患者必须用担架运送。在搬运伤者前，需确认伤者的情况，不能搬动或者挪动伤者患处，以免造成二次伤害。对颈椎损伤的患者，搬运时要有专人扶住伤者头部。对脊柱骨折的患者，搬运时至少需要 3 个人，1 人托住肩胛骨，1 人扶住腰部，另 1 人托住双下肢同时行动把患者搬到担架上。最好用硬担架，患者仰卧。若用帆布软担架搬运，患者应采取俯卧位。

六、骨骼肌肉创伤

肌肉损伤除由直接外力作用引起肌肉挫伤外，主要是由间接外力作用下使肌肉发生拉伤。常见的拉伤包括大腿后群肌、腰背肌、大腿内收肌等。肌肉损伤后，伤处疼痛、肿胀、压痛或痉挛，触之发硬。受伤的肌肉做主动收缩或被动拉长的动作时，疼痛加重。

要点：肌肉微细损伤或少量肌体纤维断裂时，应立即冷敷，加压包扎并提高伤肢，为了帮助彻底治疗，一般建议 24 小时后可外敷中药，也可以选择痛点进行药物注射，理疗或按摩等。肌纤维大部分断裂或肌肉完全断裂时，经加压包扎等急救处理后，应立即将伤员送至医院及早做手术缝合。

七、四肢骨折与关节损伤

四肢骨折与关节损伤在急诊患者中是常见多发病，病情的轻重程度差别很大。间接致命性损伤包括：开放性骨折伴大血管损伤所致的创伤失血性休克、肺栓塞。依据骨折是否和外界相通分为开放性骨折和闭合性骨折。开放性骨折：骨折附近的皮肤和黏膜破裂，骨折处与外界相通，如耻骨骨折引起的膀胱或尿道破裂，尾骨骨折引起的直肠破裂，均为开放性骨折。因与外界相通，此类骨折伤口及骨折断端受到污染。闭合性骨折：骨折处皮肤或黏膜完整，不与外界相通。此类骨折没有污染。依据骨折的程度分为：①完全性骨折：骨的完整性或连续性全部中断，管状骨骨折后形成远、近两个或两个以上的骨折段。横形骨折、斜形骨折、螺旋形骨折、粉碎性骨折、嵌插骨折、压缩性骨折、凹陷性骨折及骨骺分离均属完全性骨折。②不完全性骨折：骨的完整性或连续性仅有部分中断，如颅骨、肩胛骨及长骨的裂缝骨折，儿童的青枝骨折等均属不完全性骨折。

要点：

抢救生命：抢救生命是急救的首要原则。对昏迷患者应保持呼吸道通畅，及时清除口咽异物；对急性大出血患者必须尽快确定诊断采取有效措施，防止失血性休克而死亡。有生命危险的骨折患者，应尽快运往医院救治。

止血、包扎：

（1）若为轻度无伤口的骨折，尚未肿胀时，有条件的情况下，应先进行冷敷处理，使用冰水、冰块或者冷冻剂敷住骨折部位，防止肿胀。冰袋和皮肤之间要隔毛巾或布，禁止冰袋直接与皮肤接触以免冻伤，冰敷的时间不要超过20分钟。

（2）对有伤口的开放性骨折患者，可用干净的消毒纱布压迫，压迫止不住血时可用止血带环扎伤口的近心端止血。要记住必须记录扎带的时间，每隔40～60分钟放松1次，每次

1~2分钟，以免时间过长导致肢体缺血坏死。

（3）若遇到骨折端外露的情况，应继续保持外露，不要将骨折端放回原处，以免将细菌带入伤口深部引起深部感染。

固定：

（1）应及时正确地固定断肢，迅速使用夹板固定患处，固定不宜过紧。木板和肢体之间垫松软物品，夹板的长度要超过受伤部位，并能够超过或支撑伤口上方和下方的关节。如果没有木板，也可用树枝、擀面杖、雨伞、硬纸板等物品代替。

（2）若找不到固定的硬物，也可用布带将伤肢绑在身上。骨折的上肢可固定在胸壁上使前臂悬于胸前；骨折的下肢可同健肢固定在一起。

八、多发伤

多发伤是指在同一伤因的打击下，人体同时或相继有两个或两个以上解剖部位的组织或器官受到严重创伤，其中之一即使单独存在创伤也可能危及生命。尽管目前国内外尚无统一的标准，但有下列情况的两项或两项以上者可确定为多发伤。多发伤的共同特点是受伤部位多、伤情复杂、明显外伤和隐蔽性外伤同时存在、开放伤和闭合伤同时存在，而且大多数伤员不能述说伤情，加上各专科医生比较注重本专科的损伤情况、忽略他科诊断而造成漏诊。多发伤伤情严重、伤及多处、损伤范围大、出血多，甚至可直接干扰呼吸和循环系统功能而威胁生命。

要点：

（一）先处理后诊断、边处理边诊断

（二）可迅速致死而又可逆转的严重情况先处理

1. 通气障碍　其中以上呼吸道堵塞最为常见，如果不能及时接触堵塞，任何抢救都无济于事。

2. 循环障碍

（1）低血容量：多发伤出血是十分常见的，无论内出血还是外出血都可导致低血容量性休克。如果救治措施不得力，将进入一种不可逆状态，死亡在所难免。

（2）心力衰竭和心搏停止：多发伤的突然打击可以导致心脏骤停，也可以由其他许多综合因素而引起心力衰竭，如果此种情况能及时处理，绝大部分可迅速逆转。

（3）张力性气胸：因胸腔气体对心、肺的明显压迫，可严重干扰呼吸和循环功能，可迅速致死。

（4）开放性气胸：开放性气胸使纵隔来回摆动，严重干扰心肺功能而致死。

（5）连枷胸：由于多发性多段肋骨骨折，局部胸壁失去支架作用，与呼吸运动相对形成一种反常运动，严重影响心肺功能而致死。

（6）心包填塞：心包填塞明显影响静脉回流，心排血量也因此而严重不足，最终导致死亡。

3. 出血不止　　无论是内出血还是外出血，如果出血不止且出血量大时，也是致死原因。现场急救时，如果经大量补充血容量后血压仍不能纠正者，要考虑出血未止的可能，应追究其原因：①检查伤口，外出血是否停止。②是否存在胸腔出血，如胸壁血管破裂。③是否存在腹部内出血，如肝、脾破裂。④是否存在腹膜后出血，如肾损伤、骨盆骨折等。⑤四肢骨折如果损伤大血管，则出血量大，局部形成大血肿，而且血肿还会不断扩大。

创伤性休克

【临床表现】

属于更危重的低血容量性休克。

1. 创伤引起低血压

（1）成人肱动脉收缩压低于 12.0kPa（90mmHg）。（2）

或较基础血压降低4.0kPa（30mmHg）以上。（3）脉压减小。

2. 生命征体位改变

（1）仰卧位无低血压怀疑存在休克时，评估生命体征体位性变化。

（2）改变体位后3~5分钟测量脉搏血压。

（3）收缩压下降超过1.33~2.67kPa（10~20mmHg）。

（4）伴脉搏增加超过15次/分钟。

（5）患者感失昏不适。

3. 组织灌注不足表现

（1）肢端湿冷。

（2）皮肤苍白或发绀。

（3）外周脉搏扪及搏动或细弱。

（4）烦躁不安易激惹。

（5）神志淡漠，嗜睡、昏迷。

（6）尿量减少或无尿。

4. 交感神经兴奋

（1）精神紧张，焦虑。

（2）过度换气。

（3）大汗。

【院前处理】

1. 优先处理气道阻塞，维持通气。

2. 有张力性气胸、开放性气胸、心脏压塞等情况，应立即处理。

3. 有可见的活动性出血，立即有效止血。

4. 建立大口径静脉通路，给予补液治疗。

【诊断】

1. 创伤性休克的存在与否

（1）创伤后出现。

（2）血压变化（成人肱动脉收缩压低于 12.0Kpa 或较基础血压降低 4.0Kpa 以上或脉压减小）。

（3）组织灌注不足表现（如上述）。

【常规治疗】

1. 初步治疗

（1）保持气道通畅，必要时给予通气支持。

（2）优先处理张力性气胸、心脏压塞等危及生命的情况。

（3）有效止血。

2. 建立大口径静脉通路，通常采用中心静脉途径，同时有利于血流动力学监测，进一步治疗。

3. 容量复苏

（1）复苏溶液的选择

1）晶体溶液：平衡盐溶液（林格氏液）是目前治疗创伤性休克的首选液体。有文献报道，高渗盐水治疗低血容量性休克收到良好效果，机制包括维持较高心排量，扩大血容量使回心血量增加、降低外周血管阻力、减少组织水肿等，但有可能加重出血，而且不宜超过血容量的 10%。

2）胶体溶液：右旋糖苷有维持胶体渗透压的作用，可有效减低血黏度，改善微循环，但使用不宜超过 1500mL。

（2）输液速度和输液量

1）首先应快速补充晶体液，在第一个 30 分钟内给予平衡盐溶液 1000～1500mL。

2）失血在 500ml 以上或输液在 2000ml 以上，应同时补充胶体溶液。

3）晶体与胶体溶液的比例为 4∶1～2∶1，严重失血可达 1∶1。

4）失血 1000ml 以上或胶体用量 1000ml 以上，血细胞比容小于 20% 应补充血制品。

（3）复苏有效的判断

1）血压恢复并维持稳定。

2）血细胞比容 30%～35%。

3）尿量 0.5～1.0ml/（kg·h）。

4）神志恢复。

4. 积极处理创伤，应同时做好手术的准备，纠正休克的目的是为手术赢得时间。

5. 纠正酸中毒。轻度酸中毒时，仅输入大量晶体液即可起到纠正酸中毒的作用。

6. 血管活性药物的应用

（1）不能替代容量复苏。

（2）仅在病情危重，容量复苏后血压不能维持时应用，可选用多巴胺。

挤压综合征

【临床表现】

1. 局部表现

砸压伤肢肿胀、皮肤张力增加、有水疱形成、皮肤瘀血斑、肌力下降，局部疼痛或感觉障碍，肢体远端动脉搏动减弱。

2. 全身表现

（1）休克：由于组织损伤、出血，大量血浆外渗，使血容量丢失而出现轻度至中度休克，也有来自创伤后的剧痛和强烈的精神刺激使休克加重。

（2）肌红蛋白尿：一经查出，挤压综合征的诊断即可成立，伤后 24 小时的尿色如呈红褐色，一般即考虑肌红蛋白尿。在受砸伤的肌肉组织恢复血运后 12 小时，肌红蛋白尿浓度最高，以后逐渐减少，2～3 天后可自行好转。

（3）酸中毒：肌肉坏死后释放出大量的酸性物质，使体液 pH 值降低，损伤组织的分解使大量中间代谢产物在体内聚积，成为代谢性酸中毒，使二氧化碳结合率下降，非蛋白氮和尿素氮迅速升高，肾功能受到严重损害。临床表现为呼吸深长、神志模糊、烦躁、口渴、恶心等酸中毒及尿毒症的一系列表现。

（4）高钾血症：坏死肌肉内的钾离子大量进入血循环，由于肾衰竭，尿少，排钾更加受阻，使体内的钾浓度明显上升。在少尿期，高钾血症可引起死亡。早期临床表现为反应迟钝、全身软弱无力、四肢麻木、神志不清，心跳缓慢，严重者甚至心脏停搏导致死亡。高钾血症同时伴有高血磷、高血镁及低血钙、低血钠及低血氯。

【院前处理】

1. 迅速解除重压。
2. 伤肢予以制动有骨折者，妥善固定骨折后再搬运。
3. 出血者，应及时止血包扎。
4. 冷敷，但在冬季应注意预防冻伤。
5. 及时补充血容量。
6. 立即给予碱性药物。
7. 记录受压及解除压力时间。

【诊断要点】

1. 挤压受伤史。
2. 受压肢体显著性肿胀，皮肤瘀血斑，有水疱形成。

【鉴别诊断】

1. 单纯挤压伤。
2. 骨筋膜室综合征。
3. 急性肾衰竭。

急性骨筋膜室综合征

【临床表现】

1. 疼痛 早期疼痛明显，晚期则可减弱或消失。
2. 患肢肿胀可出现张力性水疱。
3. 感觉异常 早期感觉过敏或麻木，晚期感觉消失。
4. 皮肤改变 皮肤缺血苍白、发绀和大理石样花纹。
5. 循环障碍 远端肢体动脉搏动减弱或消失。
6. 运动障碍 肌力减退或出现功能障碍。
7. 肢体坏疽 肌肉缺血时间长者，肢体出现坏疽。

【院前处理】

1. 迅速解除重压。
2. 切不可将肢体抬高，以免使局部血灌注降低，缺血加重。
3. 全部放松包扎外固定的敷料夹板或石膏，改用骨牵引。
4. 及时补充血容量。
5. 立即给予脱水药物。
6. 及时转运。

【诊断要点】

1. 伤肢受挤压等伤史。
2. 广泛肿胀且有剧痛。
3. 骨筋膜室区触之张力增高压痛显著。
4. 伤肢功能障碍。
5. 感觉异常。
6. 皮肤颜色改变。
7. 循环和运动功能障碍。

大面积皮肤撕脱伤

【临床表现】

大面积皮肤撕脱伤是指体表皮肤受到暴力的作用而造成大片皮肤从深筋膜上被撕脱（裂）成潜行剥离，多发生于头皮和四肢，常合并肌肉、肌腱、神经、血管及骨与关节等深部组织创伤。常见以下类型：

1. 片状撕脱伤　受损皮肤大片样撕脱，肌肉、肌腱及血管等深部组织可保持完整或伴有不同程度的挫裂伤，营养皮肤的血管可有广泛断裂，皮肤因血运障碍而丧失活力，且逐渐发生坏死。

2. 套状撕脱伤　受损皮肤连带皮下组织自损伤肢体的近段向远段呈"脱袖套"或"脱袜套"样撕脱，深部组织的肌肉，肌腱或血管等多有损伤，皮肤血液供应常受到严重破坏，其成活往往较为困难。

3. 潜行剥脱伤　受损皮肤多保持完整，可有很小伤口或挫伤，但皮下与深筋膜间有广泛潜行性的剥脱分离，严重者可达整圈肢体，可因皮下血管受损程度而影响血运及其皮肤的活力。

【院前处理】

1. 用直接加压法进行止血或控制出血。
2. 用干净的敷料松软包扎，勿使任何皮片发生扭结，否则可能中断其血供造成坏死。
3. 将患肢抬高。
4. 及时补充血容量。

【诊断要点】

依据伤肢受碾压等病史，局部创面一般诊断并不困难。但如闭合性潜行剥脱伤，皮肤表面常保持完整，应检查皮肤是否可以从深筋膜上提起。若皮肤有漂浮感则表明皮肤发生潜行剥离，同时还要确定有无合并肌肉、肌腱、神经、血管及骨与关节等深部组织创伤。

【鉴别诊断】

1. 挫伤。
2. 擦伤。
3. 裂伤。

急诊颅脑外伤

头皮损伤和头皮血肿

【临床表现】

1. **皮下血肿** 局部肿块、疼痛。
2. **帽状腱膜下血肿** 范围广，有波动，可有贫血或休克。
3. **骨膜下血肿** 血肿止于骨缝。

【院前处理】

加压包扎，有休克表现者，应建立静脉通路，补液。

【诊断要点】

1. 头部外伤史。
2. 临床表现。

【鉴别诊断】

头皮下肿物。

头皮裂伤

【临床表现】

1. 活动性出血。
2. 可有贫血或休克。

【院前处理】

1. 压迫止血，简单包扎。
2. 有休克表现者，应建立静脉通路，扩容。

【诊断要点】

1. 头部外伤史。
2. 临床表现。

头皮撕脱伤

【临床表现】

大块头皮完全或部分撕脱，活动性出血，可有贫血或休克。

【院前处理】

1. 颈部制动。
2. 压迫止血，简单包扎。
3. 保护撕脱的皮瓣。

4. 有休克表现者，应建立静脉通路，扩容。

【诊断要点】

1. 头部外伤史，多见于头发被机器卷入所致。
2. 临床表现。

颅骨损伤

（一）颅盖骨折

【临床表现】

1. 头部受暴力史。
2. 受伤部位头皮血肿或裂伤。
3. 凹陷性骨折可有局部颅骨下陷。
4. 可有局灶神经功能障碍或癫痫发作。

【院前处理】

有癫痫发作者，予抗癫痫药物治疗，监测生命体征和神经系统功能。

【诊断要点】

1. 头部暴力史。
2. 头颅 X 线片或 CT 检查可见骨折部位、形态和范围。

【鉴别诊断】

小儿骨缝未闭征者。

（二）颅底骨折

【临床表现】

1. 头部受暴力史。

2. 眶周瘀血（熊猫眼征），球结膜下血肿。

3. 乳突部皮下瘀血。

4. 鼓室出血，鼻出血。

5. 颈内动脉海绵窦漏。

6. 脑脊液鼻漏，耳漏。

7. 脑神经损伤。

【院前处理】

1. 半坐卧位，严禁堵塞鼻孔。

2. 避免用力咳嗽。

3. 如有耳鼻大量出血至窒息，应清除气道内血液，保持气道通畅。

4. 如有休克，应建立静脉通道以扩容。

5. 固定颈椎。

【诊断要点】

1. 头部暴力史。

2. 典型的临床表现。

3. 头颅 X 线片或 CT 检查有时可见骨折线，气颅。

脑损伤

（一）脑震荡

【临床表现】

1. 头部外伤史。

2. 短暂意识障碍。

3. 近事遗忘（逆行性遗忘）。

4. 可有脑干、延髓抑制，心率减慢、血压下降，面色苍白、冷汗。

【院前处理】

对症包括止痛镇静，监测生命体征和神经系统功能。

【诊断要点】

1. 失部外伤史。

2. 短暂意识障碍，一般不超过 30 分钟。

3. 逆行性遗忘，对受伤当时或受伤经过不能记忆。

4. 神经系统检查无阳性体征。

（二）脑挫裂伤

【临床表现】

1. 头部外伤史。

2. 意识障碍，一般较严重。

3. 局灶性神经功能障碍。

4. 生命体征改变，体温升高、心率加快，呼吸浅快，血压早期下降，后期可增高。

5. 颅压增高，头痛，恶心、呕吐，烦躁等。

6. 可有脑膜刺激征。

【院前处理】

1. 保持气道通畅。

2. 建立静脉通道。

3. 避免低血压。

4. 吸氧，避免低氧血症。

5. 颈椎固定。

6. 降低颅压，头高 15 度到 30 度，甘露醇、呋塞米等的应用。

【诊断要点】

1. 头部外伤史。
2. 意识障碍。
3. 局灶性神经功能障碍。

外伤性颅内血肿

（一）硬膜外血肿

【临床表现】

1. 头部外伤史。
2. 意识障碍有三种情况：①无原发昏迷，血肿增大，出现进行性颅压增高和意识障碍；②昏迷—清醒—昏迷，中间清醒期；③伤后持续昏迷。
3. 颅压增高，头痛、恶心、呕吐、烦躁，可出现视盘水肿等。
4. 颞叶钩回疝，早期为同侧瞳孔散大，对光反射迟钝或消失，对侧锥体束征；晚期为双侧瞳孔散大固定，大脑强直。

【院前处理】

1. 保持气道通畅。
2. 建立静脉通道，降低颅压，头高 15 度~30 度，可予甘露醇，呋塞米。
3. 避免低血压。
4. 吸氧避免低氧血症。
5. 颈椎固定，查体和神经系统检查。

【诊断要点】

1. 头部外伤史。

2. 意识障碍，尤其是有中间清醒期。

3. 颅压增高。

（二）硬膜下血肿

【临床表现】

1. 头部外伤史。

2. 急性硬膜下血肿多有进行性意识障碍，少数可有中间清醒期。

3. 颅压增高，头痛、恶心、呕吐、烦躁，可出现视盘水肿等。

4. 颞叶钩回疝，早期为同侧瞳孔散大，对光反射迟钝或消失，对侧锥体束征；晚期为双侧瞳孔散大固定，去大脑强直。

5. 局灶性神经功能障碍。

【院前处理】

1. 保持气道通畅。

2. 建立静脉通道，降低颅压，头高15度~30度，应用甘露醇，呋塞米。

3. 避免低血压，止血。

4. 吸氧，避免低氧血症。

5. 颈椎固定，体检和神经系统检查。

【诊断要点】

1. 头部外伤史。

2. 进行性意识障碍。

3. 颅压增高。

（三）脑内血肿

【临床表现】

1. 头部外伤史。

2. 多有意识障碍进行性加重。

3. 颅压增高，头痛、恶心、呕吐，烦躁、可出现视盘水肿等。

4. 颞叶钩回疝早期为同侧瞳孔散大．对光反射迟钝或消失，对侧锥体束征；晚期为双侧瞳孔散大固定，去大脑强直。

5. 局灶性神经功能障碍。

【院前处理】

1. 保持气道通畅。

2. 建立静脉通道，降低颅压，头高 15 度 ~ 30 度，予以甘露醇、呋塞米。

3. 避免低血压，止血。

4. 吸氧，避免低氧血症。

5. 颈椎固定，体检和神经系统检查。

【诊断要点】

1. 头部外伤史。

2. 进行性意识障碍。

3. 颅压增高。

4. 头颅 CT 示脑内不规则高密度影，多伴脑挫裂伤和硬膜下血肿。

开放性颅脑损伤

【临床表现】

1. 头部外伤锐器伤史。
2. 头部伤口可有脑脊液或破碎脑组织流出。
3. 可有或无意识障碍。
4. 有或无颅压增高。
5. 可有局灶性神经功能障碍。

【院前处理】

1. 简单包扎，压迫止血，建立静脉通路，予以心电监护生命体征，吸氧等。
2. 如有意识障碍，按脑挫裂伤处理。
3. 体检和神经系统检查。

【诊断要点】

1. 头部外伤、火器伤史。
2. 头部伤口可有脑脊液或破碎脑组织流出。
3. 头颅 CT 示颅内异物，可有气颅。

【脑外伤严重程度】

格拉斯哥昏迷分度评分可用于神经系统检查定量以统一评价脑外伤患者的意识状态。通常认为 13～15 分的患者为轻度脑外伤，9～12 分的患者为中度脑外伤，8 分以下的患者为重度脑外伤。注意在进行评分时，应用最好的运动反应来进行计分，并记录双侧的反应。

1. 基本抢救和复苏

（1）气道和呼吸：对这些患者的最重要的抢救措施是早

期气管内插管。给予患者100%的纯氧进行通气。

（2）循环：如患者有低血压，应尽快恢复正常血容量。低血压常由严重的血液丢失所致，也可由并发的脊髓损伤（四肢瘫或偏瘫）、心脏挫伤或心脏压塞以及气胸所致。在寻找低血压原因的同时，应开始补充容量。对昏迷的低血压患者，应注意低血压患者的神经系统检查常不可信。对任何刺激都无反应的低血压患者，在血压正常后，神经系统检查可接近正常。

2. **进一步询问病史与处理**　重度脑外伤患者常有多发伤，伴有其他系统的损伤，需要进行积极抢救和治疗。

3. **神经系统检查**　一旦患者呼吸循环稳定，应迅速进行神经系统检查，主要包括 GCS 评分和瞳孔对光反射。

4. **内科治疗**

（1）静脉输液：在进行复苏时，应给予静脉输液以维持正常的血容量，应注意不要使液体过度负荷。

（2）过度通气：在重度脑外伤患者中，应小心采用过度通气。

（3）甘露醇：甘露醇被广泛地用于降低颅压，常用20%的溶液静脉输入。

（4）呋塞米：呋塞米常与甘露醇共同使用以降低颅压，这样可加强利尿效果，常使用 0.3 ~ 0.5mg/kg 静脉注射。

（5）抗癫痫药：大约5%的闭合性脑外伤患者和15%的重度脑外伤患者可出现外伤后癫痫发作。

颈部穿透伤

【临床表现】

颈部穿透伤可伤及颈段的咽、喉、气管、食管、脊椎、脊髓以及大的血管神经等重要结构，而出现相应的临床表现。往往是多器官的合并伤。位于颈部下段的损伤血液，气体可进入纵隔或胸腔，形成血气胸及纵隔气肿。

1. 颈部血管创伤 主要包括颈总动脉，颈内动脉、颈内静脉、椎动脉和颈外动脉与颈内静脉分支等损伤，部分大血管还可发生动静脉瘘。除有失血性休克外，局部伤口大量出血或可扪及较大的血肿，远端血管搏动减弱或消失，并可出现类似脑血管意外的神经症状如偏瘫，伤侧不全麻痹及失语等。

2. 咽喉部创伤 主要指颈段气管、食管以及咽喉损伤。常有声音嘶哑，咯血或呕血、鼻出血及黏膜下血肿，严重者还可出现呼吸或吞咽困难、颈部漏气或漏液、皮下气肿、发绀以及气管或食管与咽喉移位变形等，可有气体的出入声。

3. 颈部神经创伤 主要包括颈丛和臂丛，膈神经以及部分脑神经（如舌下神经，舌咽神经、三叉神经下颌支）损伤等。伤后可出现相应的受损征象或功能障碍，如口角下垂、舌偏斜，颈部感觉障碍及 Horner 综合征等。

4. 颈椎与颈髓创伤

5. 其他创伤 胸导管创伤可有白色的淋巴液从伤口流出；甲状腺和甲状旁腺创伤，局部出血明显，有淤积时可产生压迫症状，并出现喉鸣音。

【院前处理】

1. 用直接加压法进行止血或控制出血。

2. 快速开放静脉通道，输液，及时补充血容量。

3. 有气道梗阻或窒息时，应做环甲膜切开或气管切开。

4 一般治疗。治疗措施和其他部位创伤相同，在救治中需采取下列措施。

（1）颈部制动：任何颈部损伤的伤员，均考虑有颈椎损伤的可能，在未明确排除颈椎损伤之前，应于头颈两侧放置沙袋或替代物制动。

（2）畅通气道：及时解除咽喉部的阻塞物，牵出舌固定以防后坠，若咽喉部肿胀有明显血肿或骨折片及软组织异物等，可采用置入口咽管或气管内插管，必要时行气管切开。

（3）有效止血：依具体情况，及时采用指压包扎、填塞或结扎等措施。

（4）处理创面。

（5）维持水、电解质及酸碱平衡，有效补充血容量。

【诊断要点】

依据受伤史颈部伤口，一般诊断并不困难。

1. 血管损伤时，伤口出血或血肿压迫气道。

2. 气管损伤时，发音障碍，伤口逸气，气道梗阻。

3. 食管损伤后吞咽困难伤口逸出唾液。

4. 颈椎与颈髓损伤后受伤平面以下的感觉、运动障碍，二便失禁等。

5. 胸导管损伤后，白色的淋巴液从伤口流出。

6. 颈部神经损伤可出现相应的受损征象或功能障碍。

肋骨骨折

【诊断要点】

1. 第 1~3 肋骨较短，周围有锁骨、肩胛骨和坚厚的肌肉组织保护支撑，不容易发生骨折。第 8~12 肋骨活动度较大，有一定弹性。第 11 和 12 肋骨一端连于脊柱另一端呈悬浮状，骨折发生概率较小。第 4~7 肋骨较长，前后固定，受冲击后最容易发生骨折。单处肋骨骨折时骨折处可有疼痛、压痛，深呼吸或咳嗽时症状加重。局部可见软组织瘀血、肿胀。挤压胸廓时，可产生疼痛。疼痛部位与压痛点部位一致，这个体征有助于临床诊断。单处骨折一般无其他特殊症状。单处肋骨骨折，依据患者主诉和胸廓挤压试验，骨折断端压痛，可以做出诊断，经胸部 X 线片检查可证实诊断。

2. 多根多处肋骨骨折，则出现胸壁浮动或胸壁软化的表现，即吸气时局部胸壁凹陷，呼气时局部胸壁膨出，这与正常呼吸时胸壁运动相反，即为反常呼吸运动。严重反常呼吸运动可导致气短、发绀和呼吸困难。多根多处肋骨骨折依据症状，浮动胸壁。

3. 并发肺挫伤时，可以发生肺间质出血、水肿，肺顺应性下降，临床上出现低氧血症、呼吸窘迫，气促、发绀和急性呼吸衰竭听诊可发现呼吸音减弱，双肺布满广泛湿啰音，心率频促。若存在肺裂伤，则有咯血、气胸、血胸和皮下气肿。下胸部肋骨骨折时特别要注意有无合并腹腔脏器损伤，如肝、脾破裂或肾脏损伤。

【院前处理】

1. 单纯肋骨骨折无需复位及固定。

2. 连枷胸合并肺挫伤病例应进行紧急处理。

3. 注意补充血容量，维持循环稳定，防治休克。限制晶体液体入量，晶体与胶体输入比例 2∶1，总入量为 1500 ~ 2000ml。

4. 处理反常呼吸，包括加压包扎固定胸壁软化区。

5. 体格检查：检查神志意识、心率、血压、呼吸等生命体征，有无发绀，疼痛部位，皮下有无瘀斑，皮下气肿。注意胸部畸形，呼吸运动方式以及有无胸壁反常呼吸运动进行胸廓挤压试验。

闭合性气胸

【院前处理】

1. 小量气胸无需特殊处理，待自行吸收。

2. 大量闭合性气胸，病人有明显症状，行胸膜腔穿刺抽气，或胸膜腔闭式引流，促使肺扩张。

【诊断要点】

1. 少量气胸，肺萎陷小于20%，无明显临床症状，对呼吸、循环功能影响较小。

2. 肺萎陷大于50%，称为大量气胸，可出现限制性通气功能障碍，病人有胸闷憋气，气急以及胸痛等症状。

3. 查体可发现患侧胸部饱满，叩诊有过度轻音，肺部听诊呼吸音减弱或消失。

开放性气胸

【诊断要点】

1. 胸部外伤史。

2. 患者可有心慌、气急、呼吸困难，甚至休克等症状。

3. 体查发现胸部有开放性伤口，呼吸时有气体通过伤口进出胸腔的声音。

【院前处理】

1. 现场紧急治疗原则为迅速封闭伤口，变开放性气胸为闭合性气胸。

2. 可以用多层纱布外加棉垫封盖伤口，再用胶布绷带固定。也可用现场一切可用的材料封闭胸部创口。

3. 给氧。

4. 补液纠正休克。

5. 较大的胸壁缺损，或污染重的缺损，必须在气管内插管有效控制呼吸后，方能打开包扎的敷料。

6. 置放引流管行胸腔闭式引流。

张力性气胸

【院前处理】

1. 张力性气胸是胸外伤急症，必须迅速处理，紧急处理原则为排气减压。

2. 排气减压可用一粗针头在伤侧第 2 肋间锁骨中线处刺入胸腔内达到暂时减压的目的。

3. 有条件时做胸腔闭式引流，必要时行负压吸引。

4. 若胸腔闭式引流不能缓解临床症状，说明有较大的支气管断裂或有较大的肺裂伤。

5. 除已在前胸放胸腔引流管用于排气外，还需在低位第 6 或第 7 肋间腋后线安置另一胸腔闭式引流以利排出胸腔内积液。

【诊断要点】

1. 极度呼吸困难，出现发绀。

2. 心率快，血压下降，甚至休克，且神志清楚。

3. 体格检查可见伤侧胸部饱满，叩诊呈过度清音，气管及心尖搏动向健侧移位，气体进入胸壁软组织，产生胸部、颈部及头面部皮下气肿。听诊患侧呼吸音减弱或消失。

肺挫伤

【院前处理】

1. 肺挫伤、肺裂伤

（1）保证充足的液体输入和组织灌注，注意补充血容量，维持循环稳定。控制单位时间内输液速度，限制晶体液体入量，防止输液过多造成继发性肺水肿。晶胶比例2∶1，总入量为1500~2000ml/d。微血管完整性受损，补充胶体并不能有效治疗肺水肿。过多应用利尿剂可导致患者血容量减少，组织灌注不足。

（2）行胸腔闭式引流治疗血气胸等并发症。

（3）胸腔内有持续大量漏气或严重出血时。

（4）急性呼吸窘迫综合征（ARDS）连续监测基础生命体征，做好液体联合抢救准备。

【诊断要点】

1. 严重的外伤史或强大冲击波损伤史，多合并有其他严重胸部损伤，如多发性肋骨骨折，连枷胸、血气胸，胸骨骨折，创伤性膈破裂或胸腹部联合伤。

2. 皮肤损伤、皮下瘀血或皮下气肿。

3. 胸痛，咳嗽，咯血性泡沫痰，呼吸急促。

4. 胸部听诊发现呼吸音减弱，布满广泛湿啰音，水泡音，管性呼吸音，心率加快但节律整齐。

5. 可伴有液气胸或出现因气栓而致的神经系统的症状和体征，严重的肺挫伤可以发生急性呼吸窘迫综合征（ARDS），出现严重发绀，烦躁不安，出血倾向、尿少，甚至昏迷。

胸腹联合伤

【院前处理】

1. 首先保证生命体征稳定，有次序和重点处理，首先解除呼吸道梗阻，维持循环稳定。

2. 伤情严重者可以边处理边检查。

3. 严重胸外伤者多有血压降低、休克、呼吸困难，应给氧、输液等。

4. 留置尿管，监测中心静脉压，监测心电和血氧饱和度。

5. 张力性气胸者应立即行排气减压。

6. 胸壁开放伤者应立刻用油纱布封闭并闭定胸部伤口，加压包扎，胸腔积血者应尽可能抽净积血，保证肺复张。

7. 呼吸停止者应立即行气管插管等抢救措施。

8. 心脏损伤后致心脏压塞应即刻行心包穿刺，抽出积血或行心包切开引流，胸腔闭式引流后，多数胸部贯通伤临床症状均有好转。

【诊断要点】

1. 胸腹联合伤既有胸部外伤同时又有腹部外伤。

2. 临床上可出现胸痛、咯血、呼吸急促及发绀。检查发现气胸、血胸、肋骨骨折。

3. 腹部外伤若伤及有腔脏器，可以出现空腔脏器穿孔，急性腹膜炎的表现。

4. 实质性脏器受损，可有内出血、失血性休克的表现，腹部出现移动性浊音，腹腔穿刺抽出血性液体，少数病情严重者就诊时已经处于休克或昏迷。

5. 胸腹联合伤者，往往伤情严重，并可能合并颅脑损伤，四肢骨折。

心脏创伤

穿透性心脏损伤

【临床表现】

1. 创伤后，如心包伤口大，足以引流出心包内血液时，可发生大量失血，造成严重失血性休克迅速导致死亡难及时救治。

2. 如心脏伤口不大，特别是心包伤口较小时，血液流至心包腔内不易排出，发生急性心脏压塞，表现为：静脉压升高，动脉血压下降，心音遥远。

3. 心前区出现收缩期吹风样杂音，应注意有无室间隔穿孔或房室瓣损伤等。

4. 非贯通伤多有心脏异物存留，异物可导致继发感染，也可因脱落引起出血或栓塞。

【院前处理】

1. 多为复合伤，维持气道通畅和呼吸支持是必要的。

2. 建立静脉通路。

3. 迅速转运。

腹部创伤

实质性脏器破裂

肝损伤

【临床表现】

1. 急性失血引起的全身症状，可表现为眩晕、虚弱，严重低血压或临床休克。

2. 局部体征包括右上腹部触痛、腹胀、肌强直、反跳痛。

3. 右胸部，下肋部及腹部的挫伤、擦伤或穿透伤，提示可能有潜在的肝损伤。

4. 肝损伤常合并有右肋骨骨折。

5. 体检肝损伤的诊断既不灵敏，也无特异性。

【院前处理】

1. 由病人或陪人讲明损伤机制的详情。

2. 若大量失血危及生命，即开始建立静脉通路，包括中心静脉通道。

3. 穿透性伤口或脱出脏器用生理盐水湿敷料覆盖。

4. 吸氧，心电监护，无创血氧饱和度监测。

5. 液体复苏输注 2L 晶体液（生理盐水或林格氏液）。

6. 及时转运。

脾脏损伤

【临床表现】

1. 脾脏是腹腔内最易受损的器官。

2. 急性失血所致的全身症状可表现为眩晕、虚弱，严重低血压或临床休克。

3. 局部体征左上腹压痛，左肩胛区放射性疼痛，腹胀、腹肌强直、反跳痛。

4. 胸、肋或腹部挫伤、擦伤，穿透伤提示可能有潜在的脾脏损伤。

5. 物理检查对诊断脾损伤既不特异又不敏感，须做辅助检查。

【院前处理】

吸氧、心电监护、无创血氧饱和度监测，建立静脉通道，因出血是主要威胁生命的原因。

2. 穿透伤或脏器脱出应以生理盐水湿敷料覆盖。

3. 液体复苏，开始输注 2L 晶体液（生理盐水或林格氏液）。

外伤性胃肠破裂

【临床表现】

1. 腹痛及腹膜刺激征。

2. 腹壁挫伤。

3. 失血多时可有休克的表现。

4. 大便潜血。

5. 可因神志异常或其他严重合并损伤而被掩盖。

6. 进行性腹痛、肠梗阻，尿量减少、心动过速等，提示胃肠损伤，但早期并不明显。

【院前处理】

1. 勿回纳脱出的腹腔内容物，以湿纱布覆盖，裹好后运送。

2. 勿拔出刺入腹部的物体，用纱布和绷带将该刺入物稳定住后转运。

3. 积极液体复苏，静脉输注晶体液（生理盐水或林格氏液）。基础生命体征监测、吸氧等，应就近送至创伤中心。

脊柱和脊髓损伤

【临床表现】

1. 有严重外伤史。如高空落下，重物打击头颈肩背部、塌方事故、交通事故等。

2. 局部表现。常诉受伤局部疼痛，颈部活动障碍，腰背部肌肉痉挛，不能翻身或起立，局部可查有肿胀或瘀斑，压痛或叩击痛，有时可触及皮下血肿和局限性后突畸形。

3. 脊髓症状。可出现受伤节段以下完全性或不全性截瘫，肢体运动，感觉反射，肛门括约肌或膀胱功能障碍。

4. 节段征象。高位脊髓伤可伴右发热，呼吸障碍以及膈肌麻痹等；胸腰段骨折由于腹膜后血肿对自主神经刺激，肠蠕动减慢，常出现腹胀，腹痛及腹肌紧张或痉挛等症状，有时需与腹腔脏器损伤相鉴别。

【院前急救】

1. 对疑有脊椎及脊髓损伤者，均应采取正确的制动和搬运措施折的急救。

2. 高位颈脊髓损伤、出现呼吸困难者：及时行环甲膜切开或气管切开。

骨盆骨折

【临床表现】

1. 外伤后骨盆局部疼痛，运动受限。

2. 可合并内脏损伤及大出血，出现血尿，无尿及休克现象。

3. 髋、腹股沟，耻骨联合及会阴部肿胀、瘀血及压痛。

4. 整个骨盆不稳定、畸形及下肢不对称。

5. 骨盆挤压试验、骨盆分离试验阳性。耻骨联合有直接或间接压痛。

【院前处理】

1. 可应用充气式抗休克裤。

2. 监测生命体征，注意尿量，有条件时，补充血容量，休克者积极抗休克治疗。

肩关节脱位

【临床表现】

1. 前脱位

（1）外伤性肩关节脱位均有明显的外伤史。

（2）肩部疼痛肿胀和功能障碍。

（3）伤肢呈弹性固定于轻度外展内旋位，肘屈曲，用健侧手托住患侧前臂。

（4）外观呈"方肩"畸形，肩峰明显突出，肩峰下空虚，在腋下、喙突下可摸到肱骨头。

（5）杜加征阳性。伤肢轻度外展能贴紧胸壁，如肘贴于胸不能同时接触对侧肩部。

（6）直尺试验阳性。上臂外侧贴放一直尺可同时接触到肩峰与肱骨外上髁。

2. 后脱位

后脱位临床表现不如前脱位明显，主要表现为喙突明显突出，肩前部塌陷扁平，在肩胛下部可以摸到突出的肱骨头。

【院前处理】

1. 应明确有无神经血管伤，把胳膊固定在最舒适的位置。

2. 脱位后应尽快复位，但必须排除更严重的损伤并确信无腋窝神经血管损伤。

（1）复位准备：复位成功的关键在于充分止痛和肌肉松弛，复位手法要轻柔，禁用粗暴手法以免发生骨折或损伤神经。

（2）复位方法：现大都采用足蹬法复位。

（3）复位后处理：肩关节前脱位复位后应将患肢保持在内收、内旋位置，肘关节屈曲90度，腋部放棉垫，再三角固定巾，绷带或石膏固定于胸前，后脱位复位后则固定于相反的位置（即外展、外旋和后伸位）。

手外伤

【临床表现】

1. 闭合性手外伤，局部疼痛、肿胀及活动受限。

2. 开放性手外伤。

3. 骨、关节损伤，除了局部肿胀、疼痛外，还有畸形、反常活动和骨擦感。

4. 肌腱断裂，手指的主动活动丧失。

5. 血管损伤，手指肤色苍白、皮温降低、指腹瘪陷、动脉搏动消失。

6. 神经损伤，神经支配区域的感觉，运动障碍。

7. 断肢（指）、完全性断肢的表现通常很明显。部分性离断时，血管蒂可受损或完好无损，远端肢体可发黑、发绀，感觉下降，两点间辨别觉下降，毛细血管充盈延迟，脉搏减弱或消失。

【院前处理】

1. 止血。局部加压包扎是手部创伤最简单而有效的止血方法。少数大血管损伤所致的大出血才采用止血带止血，应用气囊止血带缚上臂上 1/3 部位，敷好衬垫，记录时间，迅速转运。压力控制在 33.3 ~ 40.0kPa（250 ~ 300mmHg），如时间超过 1 小时，应放松 5 ~ 10 分钟后再加压。手外伤不宜采用橡皮管捆扎止血。

2. 创口包扎。用无菌敷料或清洁布类包扎伤口，防止创口进一步被污染，创口内不要涂药水或撒敷消炎药物。

3. 局部固定。转运过程中，无论伤手是否有明显骨折，均应适当加以固定，以减轻患者疼痛和避免进一步加重组织损伤。固定器材可就地取材，采用木板、竹片廊、纸板等。固定范围应达腕关节以上。

4. 断肢的处理

（1）收集所有离断的部分，包括骨块，组织块及皮肤碎片。

（2）不全性断肢应注意将肢体用木板固定，如断肢仍在机器中，应将机器拆开取出断肢，切不可强行拉出断肢或将机器倒转，以免加重损伤。

（3）采用压迫止血法，禁用止血钳、腐蚀剂或血管结扎。最后手段可用止血带（可能损伤神经、血管，也可能妨碍再植）。

（4）维持正常血容量，适当治疗休克及其他损伤。

（5）妥善处理离断部分，无论完全离断还是部分离断将断肢用清洁敷料包好，放入清洁、干燥的塑料袋中，然后将密封好的袋子放入4℃加盖的容器内，外周加冰块保存，但绝不能直接放在冰上，也不能用任何液体浸泡。

股骨颈骨折

【临床表现】

1. 股骨颈骨折多见于50～70岁老人。

2. 外伤后引起髋部疼痛。

3. 髋部活动受限。

4. 除少数外展嵌顿型骨折外，多数病人伤后站立，行走功能即刻消失。

5. 伤髋轻度屈曲，内收位。

6. 下肢外旋，短缩。

7. 大粗隆上移并有叩痛。

8. 股三角处压痛。

9. 下肢传导叩痛。

【院前处理】

1. 髋部适当制动，搬动中注意髋部固定，以免加重损伤。

2. 检查有无其他合并骨折及内脏损伤。

3. 病人多为老年人，注意失血性休克的发生。

股骨干骨折

【临床表现】

1. 患者有明显的外伤史。
2. 伤后患肢局部肿胀，疼痛，肢体畸形及功能障碍。
3. 股骨有异常活动，甚至有骨擦音。
4. 创伤刺激大，出血多，可出现休克症状。

【院前处理】

1. 首先应注意合并损伤的急救和抗休克处理。
2. 由于下肢长而重，杠杆作用大，不适当地搬运可以引起更多的软组织损伤。最简易的固定方法是将患肢与健肢用布条或绷带绑在一起。如有合适木板可在患肢内外侧各放一块，内侧抵住会阴部，外侧起自骨盆，用绷带绑住。

鼻出血

【临床表现】

1. 一侧或双侧鼻孔出血。
2. 鼻血向后流入咽部。
3. 大出血可导致心动过缓、低血压等。

【院前处理】

1. 保持安静。
2. 坐位。
3. 头低位。
4. 大出血须保证静脉通道。

5.

（1）出血量少者可以1%麻黄碱或麻黄碱棉片，吸收性明胶海绵等局部止血。

（2）鼻腔填塞：前鼻孔填塞术，一般可止血。

（3）血管结扎。

第三章

常见眼外伤的院前急救流程

眼外伤：①眼部外伤史：颜面部受到钝性打击或眼部受到尖锐物刺伤等；②伤后出现眼部青紫肿胀、眼充血、出血或视物不清等症状。

院前急救要点

检查应快速，明确诊断后根据受伤部位及重要程度确定处理程序。

院前急救方案

受伤后应立即用冰袋或凉毛巾进行局部冷敷，以消肿止痛。不能除外眼内伤者转上级医院进一步检查治疗。

院前急救要点

（1）外眼部损伤后切不可按揉或热敷以免加重皮下血肿。

（2）仔细检查除外头部其他部位外伤及体征。

外眼部皮肤裂伤出血

院前急救方案

（1）碘附或酒精消毒伤口周围皮肤，用1％利多卡因局部浸润麻醉。

（2）用生理盐水冲洗伤口，清除伤口内异物及坏死组织，修整皮缘。

（3）用无创线或细线间断缝合皮下组织及皮肤。

（4）口服云南白药。

（5）消毒包扎伤口。

院前急救要点

（1）外眼损伤出血还要注意检查内眼是否有损伤及异物，以免遗漏诊断。

（2）清创缝合后注射破伤风抗毒素及抗生素以预防感染。

（3）避免消毒液溅入眼内。

局麻前要询问患者有无过敏史，有过敏史者要做过敏试验或使用不致敏的局麻药物。清创时要将患者安置于合适体位，小心操作，保护好周围组织。缝合伤口时要尽量保护组织，使用无创线或细线缝合。尽力减少术后瘢痕的发生。清创结束时要协助患者擦拭血迹和液体，告诉患者注意事项。

（4）快速包扎眼内伤口以便于转运。

眼球外伤

角膜挫伤或裂开，眼内容物外溢；或眼部利器扎伤，眼内异物存留；视物障碍。

院前急救方案

立即嘱患者平卧，严禁用水冲洗伤眼或涂抹任何药物，只需在伤眼上加盖清洁的敷料，用绷带轻轻缠绕包扎即可，严禁加压。包扎时应同时将对侧眼部一起包扎，包扎的目的是限制眼部活动和摩擦加重损伤，并减少光亮对伤眼的刺激，以免健眼活动带动伤眼转动而造成摩擦，使伤情加重。然后迅速将伤员送上报医院抢救。

院前急救要点

（1）所有眼部外伤均需双眼包扎，以免健眼活动加重伤侧眼部损伤。包扎后迅速转上级医院，不得延误处理时机，尽管有时仅为一眼，若得不到及时的治疗处理，另一眼也将会受到影响而失明。

（2）包扎时除不得加压外，也不可将脱出于眼外的眼内容物还纳，以免导致感染。

（3）眼部贯通伤原则上一般不宜将异物盲目取出，相反应固定异物，防止异物活动加重眼部或脑组织损伤。

电光性眼炎

院前急救方案

用少量表面麻醉剂如丁卡因等滴眼，结合抗生素眼水、眼膏防止感染。也可做冷敷或滴入奶及鲜牛奶以帮助创口愈合，一般1~2天可以恢复。外出时佩戴墨镜以保护双眼。严重者及时转送医院处理。

眼部酸碱性物质烧伤

院前急救方案

（1）紧急处理：在发生化学伤的现场以清洁的水（紧急情况下可用河水等）清洗：用手指把上下眼皮牵拉开后反复充分冲洗，或将面部浸入水中，翻开眼皮转动眼球及头部，使溅入的化学物质稀释或清除，特别要将残留在角膜、结膜表面的固体化学物质加以清除。冲洗时间≥10分钟，然后急送医院做进一步治疗。

（2）酸性化学伤可用2%~3%碳酸氢钠液冲洗。

（3）碱性化学伤可用2%~3%硼酸水或1%醋酸溶液冲洗。

（4）彻底冲洗后迅速转往上级医院行进一步治疗。

院前急救要点：眼部酸碱性物质烧伤的抢救要争分夺秒，尽早清除溅入眼睛的化学物质。

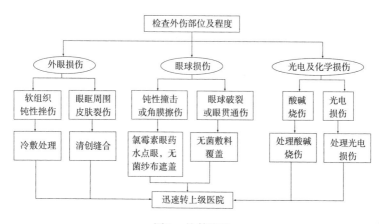

图 1 抢救流程

第四章

常见五官科疾病的院前
急救诊断与治疗

耳鼻喉科

耳鼻喉科最常见的危急重症主要是鱼刺卡喉、鼻出血。

我们经常在吃鱼时，会不小心把鱼刺卡到喉咙里，当遇到这种情况时，应急处理措施：

（1）让患者张大口，借用手电筒观察鱼刺大小、位置，如扯到时即用镊子取出。

（2）如鱼刺较小，可喝几口食醋，使鱼刺软化，再吃馒头使鱼刺随食物咽下。鱼刺大时，暂不做处理，应立即送医院作相应的治疗。

（3）立即用汤匙或牙刷柄压住患者舌头的前部分，在亮光下仔细查看舌根部、扁桃体、咽后壁等，尽可能发现异物，再用镊子或筷子取出。

鼻出血：可由鼻部疾病引起，也可由全身疾病所致，多为单侧，出血量多少不一，重者可引起失血性休克，反复鼻出血可导致贫血。

应急处理：首先维持生命体征，尽可能迅速止血。对于紧张、恐惧的患者和家属进行安慰，使之镇静，以免患者因精神因素引起血压升高，使出血加剧，并及时测血压、脉搏，必要时予以补液，维持生命体征平稳。如患者已休克，则应先针对休克进行急救，迅速补充血容量。询问病史时，要询问以下情况：哪一侧鼻腔出血或哪一侧鼻腔先出血，出血的速度和出血量，过去有无反复鼻出血，此次出血有无诱因，有无其他伴随症状等。

口腔科

最常见的症状是牙龈出血，引起牙龈出血的原因很多，除了单纯口腔局部问题，它还会出现于全身的其他疾病，如白血病、自身免疫性疾病等。

若遇到牙龈出血病人，应仔细询问病史，测量血压、脉搏、呼吸等生命体征，观察生命体征是否平稳，如果出现休克，应迅速补液。

第五章

常见产科疾病的院前急救诊断与治疗

急救设施的准备

常规准备的有高压消毒的产钳一对，高压消毒产包一个（内有分娩需要的各种敷料及衣服），高压消毒器件包一个（内有侧切剪一把，持针器一把，止血钳两把，线剪一把，各型号缝合针各一颗，4号和1号丝线），高压消毒导尿包一个（内有导尿所需用品），高压消毒的舌钳和开口器，血压器一台，听诊器一副，胎心听诊仪一台，急救箱一个（内有各种急救药品如纳洛酮、肾上腺素、尼可刹米、催产素、利多卡因、硫酸镁注射液、安定、维生素C、维生素 K_1、米索前列醇、葡萄糖注射液、生理盐水注射液、碳酸氢钠注射液、林格氏液），一次性婴儿吸痰管、吸氧管、可吸收缝合线、外阴消毒用品、一次性消毒手套、手提式应急灯，急救车上备有氧气。

现场急救的护理

医生护士到达现场，立即检查产妇体温、脉搏、呼吸、血压是否正常？是否分娩？如果已分娩，检查产妇会阴、阴道、宫颈有无撕裂伤、有无子宫内翻、子宫破裂等现象。如果产妇有休克症状，立即建立静脉通路，抢救生命。

转运途中的护理

产妇在转运途中，护士应随时检查胎心频率、节律、宫缩的频率、节律及产程进展情况，如有异常立即报告医生处理。并持续地陪伴着产妇，给予其经验上的传授，技术上的指导、心理上的安慰、情感上的支持，生理上的帮助，让产妇理解和掌握分娩的经过，可能的变化和出现的问题，指导产妇采取良好的应对措施，如嘱产妇每 2~3 小时排尿一次，因膀胱过度充盈会影响胎头下降、延长产程并导致尿潴留。第二产程时指导产妇如何屏气用腹压，正确的屏气方法是在子宫收缩时，先深吸一口气，向下似排便样屏气用力，在气用尽后，如果仍有宫缩，则再吸一口气屏气往下用力直到宫缩结束，在宫缩间隙时，全身肌肉放松，安静休息。多与产妇交流，给予安慰，使产妇能顺利度过转运途中的不适及分娩的疼痛。

第六章
院前急救护理工作要点

第一节　概述

急救护理学是以挽救病人生命、提高抢救成功率，促进病人康复，减少伤残率，提高生命质量为目的，以现代科学和护理专业理论为基础，研究急、危、重症病人抢救、护理和科学管理的一门综合性应用学科。

院前急救（包括灾害医学及医学监护运输），是指急、危、重症病人进入医院前的医疗救护。

院前救护的主要原则是：

1. 立即使病人脱离危险区；
2. 先复苏后固定；
3. 先止血后包扎；
4. 先重伤后轻伤，先救命后治病；
5. 先救治后运送；
6. 急救与呼救并重；
7. 加强途中医学监护与救治。

第二节　院外急救及护理

院前急救是患者进入医院以前的初期救治，而不是救治的全过程；

经抢救的患者需要及时、安全地输送到医院进行延续、系统救治。

一、现场评估

院前急救的基本原则是先救命，后治病，医护人员达到现场时，应立即果断地判断、处理直接威胁病人的伤情或症状，同时迅速进行护理评估和全身体检。

首先向病人或目击者问清有无有关疾病，如心、脑血管病等，以及发病或创伤有关情况，并立即进行护理体检，特别注意生命体征变化及发现护理方法解决的问题。

体检顺序是：①生命体征，意识状态；②一般状态、言语表达、四肢活动；③以物理检查为基本方法有重点地进行系统检查。

1. 生命体征

（1）体温：腋测法是常见且不易发生交叉感染的方法。

（2）脉搏：常规触桡动脉，猝死者触颈动脉或股动脉。

（3）呼吸：呼吸计数法。呼吸的计数可观察病人胸腹部的起伏次数，一吸一呼为一次呼吸；或用棉絮放在鼻孔处观察吹动的次数，数 1 分钟的棉絮摆动次数是多少次即每分钟呼吸的次数。

（4）血压：血压测量法一般选用上臂肱动脉为测量处。

2. 一般状态及神经反射检查

主要包括意识状态、瞳孔大小及对光反射、压眶反射、面容表情、精神状态等。

3. 头部

主要包括头部有无明显外伤、有无血肿，牙齿、舌、耳是否完整有无损伤，眼镜是否正常等。

4. 颈部

主要包括颈部有无明显外伤、伤口，有无畸形位，颈部活动是否正常，咽喉及气管是否正常等。

5. 脊柱

包括脊椎有无明显外伤、畸形位，活动是否正常，有无明显异常及限制等。

6. 胸部

包括胸部有无明显外伤、畸形位，活动是否正常，呼吸活动是否正常，有无疼痛不适或其他限制等。

7. 腹部

腹部有无明显外伤，腹部有无压痛或反跳痛，全腹是否平整等。

8. 骨盆

骨盆有无明显外伤、畸形位、疼痛或其他受限状况等。

9. 四肢

四肢有无明显外伤、畸形位，各个关节活动是否正常，四肢长骨及其他部位有无明显异常，有无组织缺失等情况。

二、现场救护

1. 常规急救护理措施

（1）体位的放置：一般取平卧位，头偏向一侧，保暖；

（2）建立有效静脉通道；

（3）暴露去除或松解病人衣服。

迅速初步处理。

2. 常用现场救护技术

（1）通气：让病人仰卧于硬质平面上，须改变体位时，急救人员用双手在病人头、肩、臀部同时施力，以保证身体脊柱做一直线转动，切勿使身体扭曲，以免脊柱损伤造成截瘫。将病人置于远离有害气体、通风良好的地方。

（2）止血：

①出血种类

据损伤血管分为：

1）动脉出血：血色鲜红，血流急，呈喷射状，随心搏动而断续向外射出。多发生在断裂血管的近心端。

2）静脉出血：血色暗红，流出缓慢，呈持续性。多发生在断裂血管的远心端。

3）毛细血管出血：色浅红，由创面渗出。

据出血部位分为：

外出血、内出血。

②临床表现

局部、全身。

③止血方法

④包扎：具有保护创面、压迫止血，固定骨折、关节和辅料药品等作用。

⑤固定：可以限制受伤活动度，减轻疼痛，防止闭合性骨折变为开放性骨折及骨折段端损伤血管、神经及重要脏器。固定也有利于防治休克，便于搬运、转送。

⑥搬运：搬运原则是：及时、迅速、正确、安全。

3. 搬运与途中的监护

转运途中要求：

（1）严密观察病情　如意识、呼吸、脉搏、瞳孔、血压、面色及主要伤情的变化。

①意识　神志有无改变，意识障碍有无加深，有无烦躁不安。

②呼吸　注意呼吸频率、节律和深浅有无变化，有无发绀等。

③脉搏

④血压

⑤瞳孔　瞳孔是否固定，有无压眶反射等。

⑥体温

（2）处理危及生命的情况和病情变化　当出现危及生命的情况时，应立即进行抢救。若有心脏骤停，应毫不犹豫地进行心肺复苏。

远距离长时间转运病人，止血带须定时放松。

（3）心理护理

（4）做好伤病员的交接

第三节　休克的急救护理

一、救护原则

迅速解除致休克因素、尽快恢复有效循环血量，纠正微循环障碍，改善心脏功能和恢复正常代谢，并根据病情做相应处理。

1. 紧急处理

（1）保持病人安静，就地抢救，避免搬运和远距离抢救。

（2）休克卧位：头、腿抬高30℃，以增加回心血量。

（3）保持呼吸道通畅：清除分泌物，必要时气管插管或切开；吸氧、人工辅助呼吸。

（4）建立2条静脉通道，补充血容量。

（5）止血：是治疗失血性休克的根本措施。

表浅伤口、四肢血管出血采用压迫止血或使用止血带。

内脏出血在括容的同时积极术前准备，手术治疗。

（6）镇痛：肌注、静注吗啡（颅脑伤、呼吸困难、急腹症诊断未明）。

（7）保暖：加被保暖。

（8）采集血标本，查血型、配血。

（9）监测CVP、肾功、ECG、出入量。

2. 补充血容量

除了心源性休克，尽早、及时补充血容量是提高心排血量、改善组织灌注的根本措施。需多少，补多少，充分扩容。先快后慢。

首先采用晶体液，可均匀地分布于血浆与组织间隙，但维持扩容时间仅 1 小时，故还应输注全血、血浆、血浆增量剂（右旋糖酐）等胶体液。

3. 用药

（1）血管活性药物：维持脏器灌注。

血管扩张剂：微血管痉挛收缩阶段，扩张微循环，提高组织灌注

注意：补足有效血容量基础上使用，避免血压下降组织灌注不足；低浓度、慢速度开始；无效时，勿盲目加大剂量。

血管收缩：微血管扩张阶段，增加外周循环阻力，增加回心血量。

注意：较少单独应用，血压升高可能是减少脏器组织灌注为代价；高排低阻型休克。

（2）类固醇皮质激素：

4. 纠正酸碱失衡

休克早期，可因过度换气导致呼吸性碱中毒。而后因组织灌注不足、细胞缺氧，发生代谢性酸中毒。对于轻度酸中毒，在获得充足血容量、微循环改善后可自行缓解。重度酸中毒，使用碱性药物，如5%碳酸氢钠。

5. 改善各器官功能

心衰：使用强心药，洋地黄、毛花苷 C；

肾衰：改善肾血流，透析；

呼衰：保持呼吸道通畅、给氧、抗感染。

6. 防治 DIC

重在早发现、早处理，尽快去除病因，治疗原发病。

7. 病因救治

感染性休克：纠正休克，控制感染；抗生素。

低血容量性休克：及早补充血容量或扩容；制止继续失血、失液。

心源性休克：恢复心肌血氧供给，强心、血管活性药。

过敏性休克：激素、氧疗、抗过敏、改善微循环。

神经源性休克：止痛镇静。

二、护理措施

1. 一般护理措施

除紧急处理外，还应注意：

（1）温度、湿度适宜；

（2）专人看护；

（3）休克体位，松解过紧衣服，测生命体征；

（4）适当保暖，但不需体表加温，感染性休克应降温；

（5）吸氧、保持呼吸道通畅；

（6）建立两条静脉通路，必要时中心静脉置管，输液速度灵活掌握，对抢救中的口头医嘱要及时记录、查对；

（7）记录出入量，扩容有效指标为尿量 > 30ml/h。

2. 转运与途中监护

途中持续心电监护与氧疗，进行扩容治疗，使用血管活性药物，禁食，入院后交代清楚已用急救措施及药物。

3. 临床护理

（1）扩充血容量的护理

①建立两个以上静脉通道，必要时中心静脉置管，迅速纠正循环血容量不足，输液速度灵活掌握，对于低血容量休克，且无心脏疾患，应适当加快滴速，老年及心脏疾患不宜加快。

②密切观察生命体征及 CVP 变化。

③观察尿量与尿比重。

④记录出入量，留置导尿，准确记录 24h 出入量，指导补液。

（2）应用血管活性药物的护理

①血容量补足的情况下使用扩血管药物，密切监测血压变化。

②如病人脉搏细速、四肢厥冷、出冷汗、尿量少，停用缩

血管药物。

③联合使用：既增加心排血量，又减轻血管收缩，改善组织灌注。

④小剂量，低浓度，慢速度开始，逐渐达到理想治疗水平。

⑤防止药物外漏，造成注射部位坏死。

（3）促进气体交换的护理

（4）体温变化异常的护理

①失血性休克病人体温偏低，应提高室温，用棉被保暖，不用热水袋、电热毯（皮肤毛细血管扩张，减少重要脏器血液灌注；提高新陈代谢，增加耗氧，加重缺氧）。

②感染性休克常高热，相应降温措施。

（5）预防潜在性损伤的护理

①休克初期病人焦虑不安，精神烦躁，可能拔除身上的仪器，应予以适当约束。

②预防感染。

4. 营养不良的护理

5. 心理护理

第四节　一氧化碳中毒的急救护理

治疗处理

1. 治疗用药

甘露醇、高渗葡萄糖、利尿剂、地塞米松。

2. 救治原则

（1）一般处理：呼吸新鲜空气；保温；吸氧；呼吸微弱或停止呼吸的患者，必须立即进行人工呼吸；必要时，可用冬眠疗法；病情严重者，可先放血后，再输血。

（2）防治脑水肿。

（3）支持疗法。

3. 救治措施

迅速将病人转移到空气新鲜的地方，卧床休息，保暖，保持呼吸道通畅。

（1）纠正缺氧　迅速纠正缺氧状态。吸入氧气可加速CO-Hb解离。增加CO的排出。吸入新鲜空气时，CO由COHb释放出半量约需4小时；吸入纯氧时可缩短至30～40分钟，吸入3个大气压的纯氧可缩短至20分钟。高压氧舱治疗能增加血液中溶解氧，提高动脉血氧分压，使毛细血管内的氧容易向细胞内弥散，可迅速纠正组织缺氧。呼吸停止时，应及早进行人工呼吸，或用呼吸机维持呼吸。危重病人可考虑血浆置换。

（2）防治脑水肿　严重中毒后，脑水肿可在24～48h发展到高峰。脱水疗法很重要。目前最常用的是20%甘露醇，静脉快速滴注。待2～3天后颅压增高现象好转，可减量。也可注射呋塞米脱水。三磷酸腺苷、肾上腺糖皮质激素如地塞米松也有助于缓解脑水肿。如有频繁抽搐，目前首选药是地西泮，抽搐停止后再静滴苯妥英。

（3）防治并发症和后发症　昏迷期间护理工作非常重要。保持呼吸道通畅，必要时行气管切开。定时翻身以防发生压疮和肺炎。注意营养，必要时鼻饲。急性CO中毒患者从昏迷中苏醒后，应尽可能休息观察2周，以防神经系统和心脏后发症的发生。如有后发症，给予相应治疗。

4. 加强预防

（1）应广泛宣传室内用煤火时应有安全设置（如烟囱、小通气窗、风斗等），说明煤气中毒可能发生的症状和急救常识，尤其强调煤气对小婴儿的危害和严重性。煤炉烟囱安装要合理，没有烟囱的煤炉，夜间要放在室外。

（2）不使用淘汰热水器，如直排式热水器和烟道式热水器，这两种热水器都是国家明文规定禁止生产和销售的；不使用超期服役热水器；安装热水器最好请专业人士安装，不得自行安装、拆除、改装燃具。冬天冲凉时浴室门窗不要紧闭，冲凉时间不要过长。

（3）开车时，不要让发动机长时间空转；车在停驶时，不要过久地开放空调机；即使是在行驶中，也应经常打开车窗，让车内外空气产生对流。感觉不适即停车休息；驾驶或乘坐空调车如感到头晕、发沉、四肢无力时，应及时开窗呼吸新鲜空气。

（4）在可能产生一氧化碳的地方安装一氧化碳报警器。一氧化碳报警器是专门用来检测空气中一氧化碳浓度的装置，能在一氧化碳浓度超标的时候及时地报警，有的还可以强行打开窗户或排气扇，使人们远离一氧化碳的侵害。

第五节　破伤风的护理

一、疾病知识

破伤风是破伤风杆菌在化脓菌感染的伤口中繁殖产生外毒素引起的中枢神经系统暂时性功能性改变。破伤风的临床表现为全身骨骼肌持续性强直和阵发性痉挛，严重者可发生喉痉挛窒息、肺部感染和衰竭。破伤风在低氧条件下（破伤风杆菌是专性厌氧菌）就能在局部迅速繁殖而产生毒素。

二、预防与治疗、护理

破伤风是可以预防的疾病，只要重视破伤风的预防，采用有效的预防措施，即可大大降低破伤风的发病率。

日常不可忽视任何小伤口，如木刺、锈钉刺伤、深部组织感染及动物咬伤等，伤后应及时去医院就诊，除彻底处理伤口，改善局部血循环外，必需遵医嘱注射破伤风类毒素（主动免疫法）；对未接受过主动免疫的伤员，应及时注射破伤风抗毒素（被动免疫法）进行预防；注射前必需做皮内过敏试验，若有过敏反应，应按脱敏法注射。避免不洁接产，以防止新生儿破伤风和产妇产后破伤风。

正确处理伤口，及时彻底清创，所有伤口都应进行清创。对于污染严重的伤口，特别是战伤，要切除一切坏死及无活力的组织，清除异物，切开无效腔，敞开伤口，充分引流，不予缝合。如感觉开口不便，以后出现牙关紧闭，不能进食，结合有外伤史，可以考虑是破伤风早期的典型症状，必需及早住院治疗，不能延误。立即进行严密隔离，病人的用品、排泄物均应消毒，更换下来的敷料应予焚烧。家属探视或陪伴时要穿隔离衣。

使用破伤风抗毒素中和游离的毒素，根据病情交替使用镇静和解痉药，以减少病人的痉挛和痛苦，在使用的过程中需警惕发生喉头痉挛和呼吸抑制，必要时气管切开比较安全。

注意环境安静，减少外界刺激，避免干扰病人。因为任何刺激如声音、光线、疼痛等都可以使病人全身肌肉阵发性痉挛，加重发作的次数和症状。家属尽可能减少探视。在痉挛发作得到控制后，鼓励并协助病人翻身叩背，以利排痰，预防肺部感染的发生。

高热量、高蛋白、高维生素的饮食；进食应少量多次，以免呛咳、误吸，病情严重者，提供肠内（鼻饲）、肠外（静脉滴注）营养，以维持人体正常需要。

伤后尽早肌肉注射破伤风抗生素 1500IU（1ml）。伤口污染严重者或受伤已超过 12 小时剂量可加倍。成人与儿童剂量相同。必要时可 2～3 日后再注射 1 次。

第六节　急性有机磷农药中毒急救护理

一、评估和观察要点

1. 明确毒物的种类、剂量、中毒途径及时间，评估患者中毒的情况，有无洗胃禁忌症，意识心理状态及合作程度，口鼻腔黏膜，口中异味等。

2. 密切观察神志瞳孔、生命体征、皮肤黏膜和尿量等。

3. 观察毒蕈碱样症状、烟碱样症状及中枢神经系统损害症状。

4. 严密观察阿托品化及阿托品中毒表现.

二、护理要点

1. 迅速彻底清除体表毒物，脱去受染的衣物，用肥皂水和清水反复洗净受染的皮肤，毛发，甲缝，忌用热水，以免增加毒物吸收；详细询问毒物种类、剂量及时间，测定血胆脂酶活力。

2. 清除胃肠道内的毒物，口服中毒者，应及早反复催吐，洗胃、导泻等方法，清除胃肠道内的毒物，减少毒物的吸收，反复彻底洗胃至洗胃液澄清无味，再注入活性炭进行吸附和导泻。

3. 卧床，口于最低位避免误吸，保持呼吸道通畅，高流量给氧，呼吸停止时行气管插管接呼吸机辅助呼吸，注意保暖。

4. 抽血查血生化，胆碱酯酶及电解质，开放静脉通路，保证补液及抢救用药的有效使用。

5. 心电监护，严密监测 P、R、BP 及 SPO_2。

6. 反复、足量应用特效解毒剂如阿托品、长效托宁、解磷定注射液及胆碱酯酶复能剂。注意观察阿托品化指征：瞳孔较前扩大，颜面潮红，口干、皮肤干燥、肺部啰音减少或消失、心率增快，体温可稍升高，轻度烦躁或恍惚等。避免阿托品中毒。

7. 密切观察神志瞳孔，生命体征及皮肤黏膜的变化，监测中心静脉压及出入量，并详细记录。根据病情掌握输液速度；按医嘱用药并观察疗效；加强对症支持治疗。定期抽血查血生化，胆碱酯酶及电解质，血气分析等。

8. 促进已吸收的毒物排出，应用补液、利尿、透析或血液灌流等方法促进已吸收的毒物排出。

9. 加强基础护理，做好病人口腔、皮肤及各种管道的护理，严格无菌操作，避免交叉感染，预防并发症。清醒病人鼓励早进食，昏迷病人给予鼻饲胃管喂食，保证充足营养，尽早康复。

10. 做好心理护理安慰，体贴患者，给予同情、理解，增加患者自信心，使其认识到自身的价值，减少其绝望感。

三、健康指导要点

1. 指导病人及家属了解有机磷农药中毒的危害性，做好个人防护。

2. 做好安全防护，防止坠床和外伤，专人护理，加强心理护理。

3. 提供足够的营养物质。

4. 被污染的衣物要及时更换，并洗净受染的皮肤、毛发及指甲，凡接触农药的用物用清水反复冲洗，盛过农药的容器绝不能再盛食物。

5. 喷洒农药的过程中出现头晕、胸闷、流涎、恶心、呕吐等症状，应立即就医。

四、注意事项

1. 要注意观察药物的毒副作用，特别是阿托品化及中毒的表现。

2. 备好抢救用品，包括各种抢救药品和抢救器械，如除颤仪、氧气、监护仪等要处于备用状态。

第七节　淹溺病人的抢救和护理

一、评估和观察要点

1. 评估生命体征、意识状态、心理状况，溺水的时间长短、水的性质、溺水前的情况，溺水后有无伴随症状。

2. 淹溺的程度

（1）轻度淹溺　吸入或吞入少量水，神志清楚、血压增高、心率增快。

（2）中毒淹溺　溺水达 1 ~ 2 分钟，呼吸道有大量的水和呕吐物而发生窒息，或伴有放射性喉痉挛，呼吸不整或表浅，血压下降、心率减慢、反射减弱。

（3）重度淹溺　溺水达 3 ~ 4 分钟，可出现窒息、发绀、呼吸道充满血性泡沫、淤泥或呕吐物，四肢冷、血压低、心音减弱、心律不齐，可诱发室颤，抽搐或昏迷，并可有肺部感染，心力衰竭，肺水肿等。

二、护理要点

1. 立即清理呼吸道，迅速清除患者呼吸道内的淤泥，杂草和分泌物，置口咽通气管，确保呼吸道通畅。心跳呼吸未停者，迅速倒水，动作要敏捷。迅速将病人安置于抢救室，更衣保暖，注意保持呼吸道通畅。

2. 呼吸心跳停止者，立即行心肺复苏，气管插管，负压吸引，排出气管内水及分泌物，高流量给氧或接呼吸机辅助呼吸，心电监护，监测心率、血压、呼吸、氧饱和度的变化。

3. 开放静脉通路，根据溺水的性质（淡水或海水淹溺），遵医嘱用药，维持呼吸循环功能，防止并发症。

4. 严密观察神志瞳孔，生命体征、尿量变化并准确记录；严格执行医嘱，正确控制输液滴速，注意预防肺水肿的发生。

5. 积极防治并发症：肺炎，肺水肿、脑水肿、急性肾功能衰竭等。

6. 加强患者的心理护理，缓解患者紧张，恐惧的心理。

三、健康指导要点

1. 防止淹溺，做好安全教育工作，特别是小孩学游泳时，应有保护措施，游泳时最好有同行者，不去禁止游泳及偏僻的场所游泳，不在过于冰冷的水中游泳，且游泳时间不宜过长。

2. 有心脑血管疾病者，不宜游泳。

3. 发生淹溺时，应在原地进行现场抢救，保持呼吸道通畅。

四、注意事项

1. 掌握倒水动作：

（1）将患者俯卧，下腹垫高，头部下垂，手压其背部，使积水倒出；

（2）术者将患者双腿抱住，将其放在肩上并快步走动或小跑，使积水倒出；

2. 对心跳呼吸骤停者立即施行徒手心肺复苏，有条件的给予肾上腺素和适量呼吸兴奋剂。

3. 掌握先抢救生命同时预防并发症；复苏成功后维持正常呼吸及循环的原则，切忌因倒水时间过久耽误其他抢救措施。

第八节　电伤病人的抢救和护理

一、评估和观察要点

1. 生命体征，神志瞳孔，电源的种类、电压、触电的时间、当时情况。

2. 伤情

（1）心律失常，心脏骤停、电流通过心脏导致心肌细胞内离子紊乱引起室颤可危及生命。

（2）局部电灼伤伤口的大小，深度、颜色、位置。

（3）有无骨折，关节脱臼等。

二、护理要点

1. 立即切断电源。

2. 呼吸心跳停止者现场进行心肺复苏术。

3. 保持呼吸道通畅，吸氧，必要时进行气管插管，接呼吸机辅助呼吸。

4. 持续心电监护，监测心肌损害和心律失常的情况。

5. 开通静脉通道确保用药途径，密切观察生命体征、神志瞳孔的变化，留置尿管，准确记录出入量。

6. 对症处理。处理局部伤口，保护创面，预防感染，合理使用抗生素，注射 TAT。有骨折脱位的及时固定。

7. 积极防治并发症，休克、脑水肿、肾功能不全、电解质失衡。

8. 加强基础护理，保持口腔、皮肤清洁，防止护理并发症发生。

9. 心理护理。电击伤后会给患者心理上带来极大的恐惧感，应抚慰患者，消除恐惧感，使患者积极配合治疗。

三、健康指导要点

1. 普及安全用电知识，安装和维修电器、电线时要按规程操作。讲解电击伤患者的急救方法及现场救护知识。

2. 局部创面禁用龙胆紫、红汞等有色素药物。

3. 保持局部创面的干燥，防止创面感染。

四、注意事项

1. 掌握救护原则：在现场采用最安全迅速的办法将患者脱离电源，避免触电者再损伤，保持绝缘状态，保证抢救者自身安全。

2. 备好抢救用品，包括各种抢救药品和抢救器械，如除颤仪、氧气、监护仪等要处于备用状态。

第九节 严重创伤病人的抢救和护理

一、评估和观察要点

1. 评估受伤时间，致伤因素、部位、伤后出现的症状、演变过程及处理经过。

2. 生命体征，神志瞳孔、对光反射、面色、四肢活动、胸腹式呼吸，有无上呼吸道阻塞、心包填塞、脑疝、张力性气胸、大出血等致命征象。

3. 从头到脚进行检查，注意脱去全部衣服，查看伤情，避免漏诊。

二、护理要点

1. 对全身伤情和危及生命的伤情进行准确评估，注意气道、呼吸、循环、中枢神经系统情况，确立损伤部位针对病情实施有效救治。

2. 及时清除口咽部分泌物、血块等梗阻物，高流量给氧，必要时气管插管或气管切开，应用呼吸机辅助呼吸。呼吸心跳停止者立即进行心肺复苏。

3. 迅速建立和保持两条以上大静脉通路，输液首选平衡液或全血，补充有效循环血量，积极抗休克，取血标本做输血前各项检查及交叉配血。

4. 迅速处理活动性出血，包括伤口加压包扎、负压止血带止血、骨折的固定，控制明显的外出血；妥善保管离断肢体。

5. 心电监护，严密观察病情，随时检测生命体征，神志瞳孔，监测中心静脉压及尿量，准确记录出入量，观察有无泌尿系损伤，循环灌注情况及肾功能损害等，

6. 进行对症处理，颅脑损伤患者及早应用脱水剂，预防

脑水肿；休克者积极实施抗休克治疗；血气胸者立即配合医师放置胸腔闭式引流，张力性气胸应迅速在锁骨中线第二肋间行粗针头穿刺减压；腹腔内脏损伤者，积极配合医师行腹穿、B超、CT，脱出的脏器严禁还纳腹腔，用无菌敷料覆盖，积极做好术前准备。

7. 加强基础护理和心理护理，预防各种并发症发生。

三、健康指导要点

1. 对颅底骨折患者出现脑脊液耳漏、鼻漏，不能用棉球堵塞。

2. 对胸部损伤患者说明吸氧、胸腔闭式引流、心包穿刺的注意事项，血压平稳取半卧位，利于呼吸及引流，减轻疼痛。

3. 对腹部损伤的患者告知插胃管，尿管的意义，解释手术的必要性，禁食水的重要性，解除恐惧心理。

4. 对肢体骨折的患者，在治疗前禁止肢体活动，以免引起再损伤。安慰患者，讲解石膏固定后的护理知识。

四、注意事项

1. 根据病情酌情给予镇静、镇痛，但颅脑、胸部损伤禁用吗啡或哌替啶。

2. 注意转运方式及转运工具的选择，脊柱骨折患者用硬板床护送，疑有颈椎骨折应上颈托固定，限制其活动，避免加重脊柱损伤。

第七章

院前急救常用药品概述

常用抢救药品

一、中枢神经兴奋药

尼可刹米（可拉明）

【药理及应用】直接兴奋延髓呼吸中枢，使呼吸加深加快。对血管运动中枢也有微弱兴奋作用。用于中枢性呼吸抑制及循环衰竭及其他中枢抑制药的中毒。

【用法】常用量：肌注或静注，0.25～0.5 g/次，必要时 1～2 小时重复。极量：1.25 g/次。

【注意】大剂量可引起血压升高、心悸、出汗、呕吐、心律失常、震颤及惊厥。

山梗菜碱（洛贝林）

【药理及应用】兴奋颈动脉体化学感受器而反射性兴奋呼吸中枢。用于新生儿窒息、吸入麻醉及其他中枢抑制药的中毒，一氧化碳中毒以及肺炎引起的呼吸衰竭。

【用法】常用量：肌注或静注，3 mg/次，必要时半小时重复。极量 20 mg/日。

【注意】不良反应有恶心、呕吐、腹泻、头痛、眩晕；大剂量可引起心动过速、呼吸抑制、血压下降、甚至惊厥。

二、抗休克血管活性药

多巴胺

【药理及应用】直接激动 α 和 β 受体，也激动多巴胺受体，对不同受体的作用与剂量有关：小剂量（$2 \sim 5\mu g/kg \cdot min$）低速滴注时，兴奋多巴胺受体，使肾、肠系膜、冠状动脉及脑血管扩张，增加血流量及尿量。同时激动心脏的 β1 受体，也通过释放去甲肾上腺素产生中等程序的正性肌力作用；中等剂量（$5 \sim 10\ \mu g/kg \cdot min$）时，可明显激动 β_1 受体而兴奋心脏，加强心肌收缩力。

同时也激动 α 受体，使皮肤、黏膜等外周血管收缩。大剂量（$>10\ \mu g/kg \cdot min$）时，正性肌力和血管收缩作用更明显，肾血管扩张作用消失。在中、小剂量的抗休克治疗中正性肌力和肾血管扩张作用占优势。用于各种类型休克，特别对伴有肾功能不全、心排出量降低、周围血管阻力增高而已补足血容量的患者更有意义。

【用法】常用量：静滴，20 mg/次加入 5% 葡萄糖 250 ml 中，开始以 20 滴/分，根据需要调整滴速，最大不超过 0.5 mg/分。

【注意】1. 不良反应有恶心、呕吐、头痛、中枢神经系统兴奋等；大剂量或过量时可使呼吸加速、快速型心律失常。2. 高血压、心梗、甲亢、糖尿病患者禁用。3. 使用以前应补充血容量及纠正酸中毒。4. 输注时不能外溢。

肾上腺素（副肾素）

【药理及应用】可兴奋 α、β 二种受体。兴奋心脏 β_1 受

体，使心肌收缩力增强，心率加快，心肌耗氧量增加；兴奋 α
受体，可收缩皮肤、黏膜血管及内脏小血管，使血压升高；兴
奋 β_2 受体可松弛支气管平滑肌，解除支气管痉挛。用于过敏
性休克、心脏骤停、支气管哮喘、黏膜或齿龈的局部止血等。

【用法】1. 抢救过敏性休克：肌注 0.5 ~ 1 mg/ 次，或以
0.9% 盐水稀释到 10 ml 缓慢静注。如疗效不好，可改用 2 ~ 4
mg 溶于 5% 葡萄糖液 250 ~ 500 ml 中静滴。2. 抢救心脏骤停：
1 mg 静注，每 3 ~ 5 分钟可加大剂量递增（1 ~ 5 mg）重复。
3. 与局麻药合用：加少量（约 1∶200000 ~ 500000）于局麻药
内（< 300 μg）。

【注意】1. 不良反应有心悸、头痛、血压升高，用量过大
或皮下注射时误入血管后，可引起血压突然上升、心律失常，
严重可致室颤而致死。2. 高血压、器质性心脏病、糖尿病、
甲亢、洋地黄中毒、低血容量性休克、心源性哮喘等慎用。

备选药：间羟胺（阿拉明）

三、强心药

西地兰（去乙酰毛花苷）

【药理及应用】增强心肌收缩力，并反射性兴奋迷走神经，
降低窦房结及心房的自律性，减慢心率与传导，使心搏量增
加。用于充血性心衰、房颤和阵发性室上性心动过速。

【用法】常用量：初次量 0.4 mg，必要时 2 ~ 4 小时再注半
量。饱和量 1 ~ 1.2 mg。

【注意】1. 不良反应有恶心、呕吐、食欲不振、腹泻，头
痛、幻觉、绿黄视，心律失常及房室传导阻滞。2. 急性心肌
炎，心梗患者禁用；并禁与钙剂同用。

四、抗心律失常药

利多卡因

【药理及应用】在低剂量时，促进心肌细胞内 K^+ 外流，降低心肌传导纤维的自律性，而具有抗室性心律失常作用。用于室性心动过速和室早。

【用法】静注：1～1.5 mg/kg/次（一般用 50～100 mg/次），必要时每 5 分钟后重复 1～2 次。静滴：取 100 mg 加入 5% 葡萄糖 100～200ml 中静滴，静速 1～2ml/分。总量 < 300mg。

【注意】1. 不良反应主要为头晕、嗜睡、感觉异常、肌颤等中枢神经系统症状，超量可引起惊厥、昏迷及呼吸抑制等。偶见低血压下降、心动过缓、传导阻滞等心脏毒性症状。2. 阿－斯氏综合征、预激综合征、传导阻滞患者禁用。肝功能不全、充血性心力衰竭、青光眼、癫痫病、休克等患者慎用。

心律平（普罗帕酮）

【药理及应用】延长动作电位的时间及有效不应期，减少心肌的自发兴奋性，降低自律性，减慢传导速度。此外亦阻断 β 受体及 L 型钙通道，具有轻度负性肌力作用。用于室上性及室性心动过速和早搏及预激综合征伴发心动过速或房颤患者。

【用法】首次 70 mg 稀释后 3～5 分钟内静注，无效 20 分钟后重复 1 次；或 1 次静注后继以（20～40/小时）维持静滴。24 小时总量 < 350 mg。

【注意】1. 不良反应有恶心、呕吐、便秘、味觉改变、头痛、眩晕等，严重时可致心律失常，如传导阻滞、窦房结功能障碍。2. 病窦综合征、低血压、心衰、严重慢阻肺患者慎用。

五、降血压药

利血平

【药理及应用】能使去甲肾上腺素的贮存排空，阻滞交感神经冲动的传递，因而使血管舒张，血压下降。特点为缓慢、温和而持久；并有镇静和减慢心率作用。适用于轻度、中度高血压患者（精神紧张病人疗效尤好）。

【用法】常用量：肌注或静注，1 mg/次，无效 6 小时后重复 1 次。

【注意】1. 不良反应常见有鼻塞、乏力、嗜睡、腹泻等。大剂量可引起震颤性麻痹。长期应用，则能引起精神抑郁症。2. 胃及十二指肠溃疡病人忌用。

硫酸镁

【药理及应用】注射后，过量镁离子舒张周围血管平滑肌，引起交感神经冲动传递障碍，从而使血管扩张，血压下降，特点为降压作用快而强。用于惊厥、妊高征、子痫、破伤风、高血压病、急性肾性高血压危象等。

【用法】常用量：25% 硫酸镁 10 ml/次，深部肌肉注射（缓慢）。

【注意】1. 注射速度过快或用量过大，可引起急剧低血压、中枢神经抑制、呼吸抑制等（钙剂解救）；2. 月经期、应用洋地黄者慎用。

六、血管扩张药

硝酸甘油

【药理及应用】具有松弛平滑肌的作用，舒张全身静脉和动脉，对舒张毛细血管后静脉（容量血管）比小动脉明显。

对冠状血管也有明显舒张作用，降低外周阻力，减轻心脏负荷。用于冠心病心绞痛的治疗及预防，也可用于降低血压或治疗充血性心衰。

【用法】用5%葡萄糖或氯化钠液稀释后静滴，开始剂量为5 μg/min，最好用输液泵恒速输入。患者对本药的个体差异很大，静脉滴注无固定适合剂量，应根据个体的血压、心率和其他血流动力学参数来调整用量。

【注意】1. 不良反应常见有头痛、眩晕、面部潮红、心悸、直立性低血压、晕厥等。2. 禁用于有严重低血压及心动过速时的心梗早期以及严重贫血、青光眼、颅内压增高患者。

七、利尿剂

速尿（呋塞米）

【药理及应用】抑制髓袢升支的髓质部对钠、氯的重吸收，促进钠、氯、钾的排泄和影响肾髓质高渗透压的形成，从而干扰尿的浓缩过程，利尿作用强。用于各种水肿，降低颅内压，药物中毒的排泄以及高血压危象的辅助治疗。

【用法】肌注或静注：20 mg～80 mg/日，隔日或每日1～2次，从小剂量开始。

【注意】长期用药可导致水电解质紊乱（低血钾、低血钠、低血氯）而引起恶心、呕吐、腹泻、口渴、头晕、肌痉挛等；偶有皮疹、瘙痒、视力模糊；有时可产生直立性低血压、听力障碍、白细胞减少及血小板减少等。

八、脱水药

甘露醇

【药理及应用】在肾小管造成高渗透压而利尿，同时增加血液渗透压，可使组织脱水，而降低颅内压。用于治疗脑水肿及青光眼，亦用于早期肾衰及防止急性少尿症。

【用法】静滴：20%溶液 250 ~ 500 ml/次，滴速 10 ml/分。

【注意】1. 不良反应有水电解质失调。其他尚有头痛、视力模糊、眩晕，大剂量久用可引起肾小管损害。2. 心功能不全、脑出血、因脱水而尿少的患者慎用。

九、镇静药

安定（地西泮）

【药理及应用】具有镇静催眠、抗焦虑、抗惊厥和骨骼肌松弛作用。用于焦虑症及各种神经官能症、失眠和抗癫痫，缓解炎症引起反射性肌肉痉挛等。

【用法】常用量：10 mg/次，以后按需每隔 3 ~ 4 小时加 5 ~ 10 mg。24 小时总量以 40 ~ 50mg 为限。

【注意】1. 不良反应有嗜睡、眩晕、运动失调等，偶有呼吸抑制和低血压。2. 慎用于急性酒精中毒、重症肌无力、青光眼、低蛋白血症、慢阻肺患者。

备选药：苯巴比妥（鲁米那）

十、解热药

安痛定（含安基比林、安替比林、巴比妥）

【药理及应用】具有解热、镇痛及抗炎作用。主要用于发热、头痛、偏头痛、神经痛、牙痛及风湿痛。

【用法】常用量：肌注，2 ~ 4 ml/次。

【注意】偶见皮疹或剥脱性皮炎，极少数过敏者有粒细胞缺乏症；体质虚弱者防止虚脱；贫血、造血功能障碍患者忌用。

十一、镇痛药

杜冷丁（哌替啶）

【药理及应用】作用于中枢神经系统的阿片受体产生镇静、镇痛作用。用于各种剧痛，心源性哮喘，麻醉前给药。

【用法】常用量：肌注 25～100 mg/次，100～400 mg/日。极量：150 mg/次，600 mg/日。两次用药间隔不宜少于 4 小时。

【注意】本品具有依赖性。不良反应有恶心、呕吐、头昏、头痛、出汗、口干等。过量可致瞳孔散大、血压下降、心动过速、呼吸抑制、幻觉、惊厥、昏迷等。

备选药：吗啡

十二、平喘药

氨茶碱

【药理与应用】对支气管平滑肌有舒张作用，间断抑制组胺等过敏物质的释放，缓解气管黏膜的充血水肿。还能松弛胆道平滑肌、扩张冠状动脉及轻度利尿、强心和中枢兴奋作用。用于支气管哮喘，也可用于心源性哮喘、胆绞痛等。

【用法】常用量：静注，静滴。0.25～0.5 g/次，用 5% 葡萄糖稀释后使用。极量 0.5 g/次，1 g/日。

【注意】静注过快或浓度过高可有恶心、呕吐、心悸、血压下降和惊厥。急性心梗、低血压、严重冠状动脉硬化患者忌用。

十三、止吐药

胃复安（甲氧氯普胺）

【药理与应用】具有阻断多巴胺受体，抑制延脑的催吐化学感受器而发挥止吐作用，并促进胃蠕动，加快胃内容物的排空。用于尿毒症、肿瘤化疗放疗引起的呕吐及慢性功能性消化不良引起的胃肠运动障碍。

【用法】常用量：肌注，10 mg ~ 20 mg/次，每日不超过0.5 mg/kg。

【注意】1. 不良反应有直立性低血压、便秘等，大剂量可致锥体外系反应，也可引起高泌乳血症。2. 禁用于嗜铬细胞瘤、癫痫、进行放射性治疗或化疗的乳癌患者。

十四、促凝血药

6－氨基己酸（氨甲环酸）

【药理及应用】通过抑制纤维蛋白溶解而起止血目的。用于纤维蛋白溶酶活性升高所致的出血，如产后出血，前列腺、肝、胰、肺等内脏术后出血。

【用法】常用量：静滴，初用量为 4 ~ 6g，稀释后静滴，维持量 1g/h。

【注意】1. 不良反应有恶心、腹泻、头晕、皮疹、肌肉痛等，静注过快可引起低血压、心动过缓。过量可发生血栓。2. 有血栓形成倾向或有血栓性血管疾病病史者禁用。肾功能不全者减量或慎用。

备选药：止血芳酸（氨甲苯酸），止血敏（酚磺乙胺），立止血。

十五、解毒药

解磷定

【药理及应用】在体内能与磷酰化胆碱酯酶中的磷酰基结合成无毒物质由尿排出，恢复胆碱酯酶活性。用于有机磷农药的解救。

【用法】常用量：静滴或缓慢静注。1. 轻度中毒：0.4g/

次，必要时 2~4 小时重复 1 次。2. 中度中毒：首次 0.8~1.2g，以后每 2 小时 0.4~0.8 g，共 2~3 次；3. 重度中毒：首次用 1~1.2 g，以后每小时 0.4 g。

【注意】因含碘，有时可引起咽痛及腮腺肿大。注射过速可引起眩晕、视力模糊、恶心、呕吐、心动过速，严重者可发生抽搐，甚至呼吸抑制。忌与碱性药物配伍。

阿托品

【药理与应用】为 M 胆碱受体阻滞剂。除一般的抗 M 胆碱作用，如解除胃肠平滑肌痉挛、抑制腺体分泌、扩瞳、升高眼压、视力调节麻痹、心率加快等外，大剂量时能作用于血管平滑肌，使血管扩张，解除血管痉挛，改善微循环。用于：1. 缓解各种内脏绞痛。2. 迷走神经过度兴奋所致的窦房传导阻滞、房室阻滞等缓慢型心律失常。3. 抗感染中毒性休克。4. 解救有机磷酸酯类中毒。5. 全身麻醉前给药。

【用法】常用量：肌注或静注，0.5~1 mg/次，总量 <2 mg/日。用于有机磷中毒时，1~2mg（严重时可加大 5~10 倍），每 10~20 分钟重复，维持有时需 2~3 天。

【注意】1. 剂量从小到大所致的不良反应如下：0.5mg，轻微心率减慢，略有口干及少汗；1mg，口干、心率加速、瞳孔轻度扩大；2 mg，心悸、显著口干、瞳孔扩大，有时出现视物模糊；5 mg，上述症状加重，并有语言不清、烦躁不安、皮肤干燥发热、小便困难、肠蠕动减少；10 mg 以上，上述症状更重，脉速而弱，中枢兴奋现象严重，呼吸加快加深，出现谵妄、幻觉、惊厥等；严重中毒时可由中枢兴奋转入抑制，产生昏迷和呼吸麻痹等。最低致死剂量成人约为 80~130 mg，儿童为 10 mg。2. 高热、心动过速、腹泻和老年人慎用。青光眼、幽门梗阻及前列腺肥大者禁用。

备选药：山莨菪碱（654－2）

十六、激素药

地塞米松（氟美松）

【药理及应用】抗炎、抗毒、抗过敏、抗休克及免疫抑制作用。用于各类炎症及变态反应的治疗。

【用法】肌注，静滴。2～20mg/次。

【注意】不良反应：诱发或加重感染、骨质疏松、肌肉萎缩、伤口愈合迟缓等；大量使用时，易引起类柯兴综合征（满月脸、水牛背、向心性肥胖、皮肤变薄、低钾、高血压、尿糖等）；长期使用时，易引起精神症状（失眠、激动、欣快感）及精神病。有癫病史及精神病史者忌用。溃疡病、血栓性静脉炎、活动性肺结核、肠吻合术后病人慎用。

备选药：氢化可的松（皮质醇）

十七、水电酸碱平衡药

碳酸氢钠

【药理与应用】能增加机体碱贮备。用于防治和纠正代谢性酸中毒、感染性休克等。

【用法】代谢性酸中毒：1.4% 20 ml/kg/次，静滴。感染性休克酸中毒：5% 5 ml/kg/次，静注。以上均可提高 CO_2 结合力 10%（V），分次纠正，至症状消失。

【注意】短时间大量静注可致代谢性碱中毒、低钾血症、低钙血症。慎用于充血性心衰、肾功能不全患者。

十八、抗过敏药

苯海拉明（可他敏）

【药理与应用】H_1 受体拮抗剂。可与组织中释放出来的组胺竞争效应细胞上的 H_1 受体，从而消除过敏症状；并有镇静催眠等中枢神经系统抑制作用；也有镇吐、局麻和抗 M 胆碱样作用。用于治疗变态反应性疾病、晕动病及呕吐。

【用法】常用量：肌注，20 mg/次，1～2 次/日。

【注意】1. 不良反应有疲乏、头晕、嗜睡、口干、恶心等。偶可引起皮疹、粒细胞减少。2. 青光眼、前列腺肥大、幽门梗阻及肠梗阻患者忌用。

第八章

院前急救常见危急值及急救治疗

危急值概念：危及患者生命的临床检测数据。这是常见于向上级医院转诊过程中院前急救的临床指征。

心电图"危急值"急救指标：

1. 心脏停搏；

2. 急性心肌缺血；

3. 急性心肌损伤；

4. 急性心肌梗死；

5. 致命性心律失常：①心室扑动、颤动；②室性心动过速；③多源性、RonT 型室性早搏；④频发室性早搏并 Q－T 间期延长；⑤预激综合征伴快速心室率心房颤动；⑥心室率大于 180 次/分的心动过速；⑦二度 II 型及二度 II 型以上的房室传导阻滞；⑧心室率小于 40 次/分的心动过缓；⑨大于 2 秒的心室停搏。

放射科"危急值"急救指标：

1. 中枢神经系统：①严重的脑内血肿、挫裂伤、蛛网膜下腔出血的急性期；②硬膜下/外血肿急性期；③脑疝、急性脑积水；④颅脑 CT 扫描诊断为颅内急性大面积脑梗死（范围达到一个脑叶或全脑干范围或以上）；⑤脑出血或脑梗死复查 CT，出血或梗死程度加重，与近期片对比超过 15% 以上。

2. 脊柱、脊髓疾病：X 线检查诊断为脊柱骨折，脊柱长轴成角畸形、锥体粉碎性骨折压迫硬膜囊。

3. 呼吸系统：①气管、支气管异物；②液气胸，尤其是张力性气胸；③肺栓塞、肺梗死。

4. 循环系统：①心包填塞、纵隔摆动；②急性主动脉夹层动脉瘤。

5. 消化系统：①食道异物；②消化道穿孔、急性肠梗阻；③急性胆道梗阻；④急性出血坏死性胰腺炎；⑤肝脾胰肾等腹腔脏器出血。

6. 颌面五官急症：①眼眶内异物；②眼眶及内容物破裂、骨折；③颌面部、颅底骨折。

超声科"危急值"急救指标：

1. 外伤急诊发现腹腔积液，疑似肝脏、脾脏或肾脏等内脏器官破裂出血的危重病人；

2. 怀疑宫外孕破裂出血；

3. 大面积心肌坏死；

4. 心包填塞。

检验科常见"危急值"指标：

一、白细胞计数

参考值：$(4 \sim 10) \times 10^9/L$，$< 1.5 \times 10^9/L$ 提示病人有高度易感染性，应采取相应的预防性治疗及预防感染措施，$> 30 \times 10^9/L$ 提示可能为白血病，应进行白细胞分类，观察外周血涂片和进行骨髓检查。不同原因的白细胞增多症治疗也具备特异性。

二、血红蛋白（HB）

参考值：成年男性 $120 \sim 160g/L$，成年女性 $110 \sim 150g/L$

$< 40g/L$ 应予输血，但应考虑病人的临床状况，如对患充血性心功能不全的患者，则不应输血。$> 180g/L$ 无论是真性或继发性红细胞增多症，均必须立即施行放血治疗。

三、血小板（PLT）

参考值：（100 ~ 300）×10⁹/L

$<20 \times 10^9/L$ 可致自发性出血。若出血时间大于或长于 15 分钟，和（或）已有出血，则应立即给予增加血小板的治疗。$>1000 \times 10^9/L$ 常出现血栓，若此种血小板增多属于非一过性的，则应给予抗血小板药治疗。

四、凝血酶原时间（PT）

参考值：12 ~ 15 秒

>35 秒为我院汇报危急值标准。凝血酶原时间也是凝血系统的一个较为敏感的筛选试验。凝血酶原时间主要反映外源性凝血是否正常。

凝血酶原时间

凝血酶原时间延长见于：先天性凝血因子缺乏，如凝血酶原因子Ⅱ、因子Ⅴ、因子Ⅶ、因子Ⅹ及纤维蛋白原缺乏。获得性凝血因子缺乏：如继发性/原发性纤维蛋白溶解功能亢进、严重肝病等 使用肝素，血循环中存在凝血酶原、因子Ⅴ、因子Ⅶ、因子Ⅹ及纤维蛋白原的抗体，可以造成凝血酶原时间延长。

凝血酶原时间缩短见于：妇女口服避孕药、血栓栓塞性疾病及高凝状态等。

凝血酶原时间是反映肝脏合成功能、储备功能、病变严重程度及预后的一个非常重要的指标。

五、钾（K）

参考值：3.5 ~ 5.5mmol/L

<2.8mmol/L 可能会出现虚弱、地高辛中毒和（或）心律失常，应予以合适的治疗。>6.5mmol/L 任何钾浓度都与心律失常有关，故必须给予合适治疗。首先也应排除试管内溶血

造成的高钾。

六、钠（Na）

参考值：135～145mmol/L

<120mmol/L 可发生精神错乱、疲劳、头疼恶心、呕吐和厌食，在 110mmol/L 时，病人极易发生抽搐、半昏迷和昏迷，故应尽快确定其严重程度，并及时进行治疗。宜采用3%氯化钠溶液。有严重颅压升高症状时可用甘露醇等脱水剂。对 SIADH（尿崩和脑耗盐综合征），应限制水的入量，必要时给利尿剂，并适当补充由尿所丢失的钠量。

>160mmol/L，尽可能去除病因或针对病因进行治疗。如缺水应立即让患者饮水即可纠正高钠血症。对于失水过多性和钠排泄障碍所引起者则采取不同的方法治疗。

七、氯（Cl）

参考值：96～110mmol/L

<90mmol/L 应考虑低氯血症的多种原因。

>120mmol/L 应考虑多种高氯血症的原因，并同时可做多种辅助诊断试验如血清 Na、K、Ca、HCT 等。

八、钙（Ca）

参考值：2.25～2.65mmol/L

<1.75mmol/L 应紧急处理以防止出现致命性喉头痉挛。可将 100～200 mg 元素钙加入 50～100mL5% 葡萄糖溶液中缓慢静脉推注 10 分钟以上，继以 1～2 mg/kg·h 的速度静脉维持6～12 小时。正在服用地高辛的患者要特别当心，因为钙可以增强地高辛的药效，甚至导致心脏停搏。

>3.37mmol/L 即高钙危象。不管有无症状均应紧急处理。治疗方法包括：

扩充血容量：可使血钙稀释，增加尿钙排泄。只要病人心脏功能可以耐受，在监测血钙和其他电解质、血流动力学变化情况下，可输入较大量的生理盐水。

增加尿钙排泄：用袢利尿剂可增加尿钙排泄。

减少骨的重吸收：用双磷酸盐以减少骨的重吸收，使血钙不被动员进入血液。

治疗原发性疾病。

九、葡萄糖（Glu）

参考值：3.61～6.11mmol/L

<2.8mmol/L，则为低血糖症，可出现焦虑、出汗、颤抖和虚弱等症状，若反应发生较慢，且以易怒、嗜睡、头痛为主要症状。

血糖大于 22.2 mmol/L：谨防酮症酸中毒。应进行补液——先盐后糖、先快后慢。

给予两条静脉通路：补液及胰岛素。

总量：按体重（kg）的 10% 估算，成人一般 4～6L。

十、血尿素（Urea）

参考值：3.6～7.1mmol/L

>30mmol/L 常见于严重的肾功能不全，即为尿毒症诊断指标之一。应选择其他有力的诊断方法及治疗措施。

十一、丙氨酸氨基转移酶（ALT）

参考值：5～40U/L

>800U/L 通常与急性肝细胞损伤有关，如病毒性肝炎、中毒性肝炎、肝性休克等。

第九章

常用院前急救预案

第一节　突发群体公共卫生事件 医疗急救紧急预案

一、院前急救的机构设置、组织保障及人员职责

1. 机构设置

院前急救科下设呼叫中心、医师组、护理组、救护车司机组，在科主任的全面领导下开展各项工作，并与院内急诊科、重症医学科等无缝对接，确保急救绿色通道畅通。同时，院前急救科依托院内临床各科室，确保急救患者的需求能以最快速度得到满足。

2. 组织保障

为加强医疗急救工作的领导，在科主任的领导下，成立由医师、护士、司机组成的医疗急救小组，急救小组办公室设在院前急救呼叫中心。

3. 人员职责

（1）调度员职责：

①坚守岗位，确保急救专线电话畅通无阻，二十四小时接受呼救。

②熟悉市城区及周边郊县区地理位置和道路情况，对救助能快速反应，准确定位，呼救响应率达到100%。

③负责医疗急救的组织、协调、调度和指挥。

④收集、处理和贮存社会医疗急救信息。

（2）院前急救医护人员职责：

①熟练掌握并正确运用各种常见急诊急救疾病的抢救处理知识与技能。

②服从医院应急医疗救治工作领导小组、科主任、呼叫中心的调度，制定、实施各种抢救方案，落实抢救措施。

③积极协调各方关系，做好病人转运工作。

（3）救护车驾驶员职责：

①坚守岗位，随时做好出车准备。

②精力集中，接受任务坚决，能迅速准确安全到达呼救地点。

③努力掌握基础救护技能，积极、主动配合医务人员做好抢救工作。

二、院前急救紧急预案

1. 呼叫中心调度员接到群死群伤等突发公共卫生事件急救信息后，立即通知值班急救小组，并向科主任汇报。

2. 根据伤员人数及情况确定派车数量，携带相关的急救设备，迅速出车。

3. 急救小组到达现场后，在现场公安、消防等部门的统一调配指挥下，要及时将伤员转送出危险区，同时进行检伤分类，并按照先救命后治伤、先治重伤后治轻伤的原则对伤员采取相应的急救措施。

4. 急救小组及时向呼叫中心报告现场情况，以及是否需要增援。

5. 迅速将病人安置到救护车上，快速向医院转运，途中给予连续有效的救治，保证生命体征的监测及抢救治疗的措施不间断。

6. 及时向呼叫中心报告转运伤员的人数和伤情，通知院内急诊科、重症医学科等相关科室做好急救应急准备。

三、急救三级紧急预案

1. 第三级紧急预案（绿色预案）

（1）适用范围：各种原因所致的伤亡人员在2人以上（含2人）时。

（2）负责人：院前急救科主任。

（3）启动程序：

①呼叫中心调度员在接到此类事件的急救信息后，在派出救护车的同时做好现场情况与医院之间的调度工作，同时报告院前急救科主任，由其判断决定启动预案。

②院前急救科主任在接到报告后立即开始组织科室人员，并到场组织，指挥，同时召集接收病人科室人员，协调抢救。

③开放生命绿色通道，伤病员生命危急时先进行抢救用药及各种检查，各相关科室及辅助科室全面配合。

④急救小组医师负责汇报病人的现场情况、生命体征、初步诊断、途中救治措施等，急救小组护士负责登记病人的一般情况、去向，统计救治费用并上报。

⑤特殊情况总值班、医务科负责人到场协调。

2. 第二级紧急预案（黄色预案）

（1）适用范围：

①各种原因所致的伤亡人员在3人以上（含3人）时。

②伤病员身份特殊。

③严重生产事故、治安事件、自然灾害等原因造成的群死群伤情况。

（1）负责人：主管副院长

（2）启动程序：

①在第三级预案运作基础上，如果伤病员符合上述适用范

围中的任何一条，院前急救科主任立即向医务科汇报，由医务科科长向主管副院长汇报，并由主管副院长判断决定启动第二级紧急预案。

②医务科科长到位指挥，总值班及医务科、护理部、保卫科、后勤科等负责人到场协助。院内急诊科、重症医学科以及其他相关临床科室负责人在接到通知后，必须在 5 分钟内快速赶到并做好准备，协助抢救。

③根据伤员病情，及时分流护送到相关科室进行抢救及后续治疗。

④主管副院长及医务科负责事件评估，并决定是否汇报院长及上级主管部门。

3. 第一级紧急预案（红色预案）

（1）适用范围：

①各种原因所致的伤亡人员在 6 人以上（含 6 人）时；

②交通事故死亡 3 人以上；

③伤病员人数较少，但事件性质特殊，社会影响大。如集体中毒、重大生产事故、不明原因群体疾病、自然灾害及严重社会治安事件造成的群死群伤等。

（2）负责人：院长

（3）启动程序：

①在上述两级预案运作的基础上，院前急救科主任立即向医务科汇报，医务科科长汇报院长，院长判断决定启动第一级紧急预案。

②院长到场全面指挥，各分管院长和总值班，医务科及相关职能科室负责人到场协调，院前急救科主任负责现场抢救并向院领导汇报具体情况。

③接到第一级预案启动指令后，由医务科负责快速召集医院应急医疗救治工作领导小组成员及相关科室主任到科室或现场投入抢救。

④医院领导班子负责事件评估，并向上级主管部门报告。

第二节　颅脑损伤患者院前急救预案

颅脑损伤是院前急救的一种常见疾病，交通事故、打架斗殴、坠落伤等均可导致。其特点是病情急、病情凶险、受伤机制重、复杂多变，对颅脑损伤救治关键是保存生命，提高生存率，减少并发症，降低死亡率。

为了应对突发的颅脑损伤患者的应急救援，建立在突发的紧急情况下完成专业、及时的抢险处理程序，最大限度地提高颅脑损伤患者的救治及为后期治疗恢复争取有利时机，尽可能地减少颅脑损伤对患者生命健康造成的威胁，制定院前急救颅脑损伤患者院前急救预案，以提高对突发颅脑损伤患者的应急处理流程的科学性，增强院前急救对突发颅脑损伤患者的应急处理的能力。

一、院前急救的机构设置、组织保障及人员职责

1. 机构设置

院前急救科下设呼叫中心、医师组、护理组、救护车司机组，在科主任的全面领导下开展各项工作，并与院内急诊科、神经外科等无缝对接，确保急救绿色通道畅通。同时，院前急救科依托院内临床各科室，确保急救患者的需求能以最快速度得到满足。

2. 组织保障

为加强医疗急救工作的领导，在科主任的领导下，成立由医师、护士、司机组成的医疗急救小组，急救小组办公室设在院前急救呼叫中心。

3. 人员职责

（1）调度员职责：

①坚守岗位，确保急救专线电话畅通无阻，二十四小时接受呼救。

②熟悉市城区及周边郊县区地理位置和道路情况，对救助能快速反应，准确定位，呼救响应率达到100％。

③负责医疗急救的组织、协调、调度和指挥。

④收集、处理和贮存社会医疗急救信息。

（2）院前急救医护人员职责：

①熟练掌握并正确运用各种常见颅脑损伤急诊急救的抢救处理知识与技能。

②服从医院应急医疗救治工作领导小组、科主任、呼叫中心的调度，制定、实施各种抢救方案，落实抢救措施。

③积极协调各方关系，做好病人转运工作。

（3）救护车驾驶员职责：

①坚守岗位，随时做好出车准备。

②精力集中，接受任务坚决，能迅速准确安全到达呼救地点。

③努力掌握基础救护技能，积极、主动配合医务人员做好抢救工作。

二、院前急救紧急预案

1. 呼叫中心调度员接到疑似颅脑损伤突发事件急救信息后，立即通知值班急救小组，并向科主任汇报。

2. 根据伤员人数及情况确定派车数量，携带相关的急救设备，迅速出车。

3. 急救小组到达现场后，在现场统一调配指挥下，要及时将伤员转送出危险区，同时进行检伤分类，并按照先救命后治伤、先治重伤后治轻伤的原则对伤员采取相应的急救措施。

4. 急救小组及时向呼叫中心报告现场情况，以及是否需要增援。

5. 迅速将病人安置到救护车上，快速向医院转运，途中给予连续有效的救治，保证生命体征的监测及抢救治疗的措施不间断。

6. 及时向呼叫中心报告转运伤员的人数和伤情，通知院内急诊科、神经外科等相关科室做好急救应急准备。

三、颅脑损伤现场急救

1. 病情评估：了解受伤时间、经过及病情变化，注意受伤后患者的意识状态、有无伤口、出血情况、肢体是否活动、有无呕吐等现象。认真检查头部及全身情况，检查时动作迅速，不可因检查过久耽误急救处置，也不可粗心大意，漏检重要的损伤和体征。重点检查受伤部位、出血情况、瞳孔大小、对光反应、眼球位置、肢体功能以及生命体征等，并作扼要记录。

2. 解除呼吸道梗阻，防止窒息。重型颅脑损伤患者因为意识障碍，频繁呕吐，呼吸道积存大量食物残渣、分泌物和血块，致使呼吸道堵塞或发生误吸引起窒息，应立即用手指抠出口腔内异物。若患者牙关紧闭，则用压舌板、牙垫撑开口腔，再清除口腔内异物。患者常因昏迷、肌肉松弛、舌后坠导致咽喉部阻塞，呼吸不畅，可用双手放在患者两侧下颌角处将下颌托起，暂时使呼吸道通畅。也可将口咽通气管放入患者口中。

3. 止血固定，妥善处理伤口。头部有活动性出血时，应立即用敷料加压包扎止血。对合并肢体软组织创伤可用无菌绷带加压包扎，以便止血。有肢体大动脉损伤出血严重时，可用止血带止血，并记录时间。疑颈椎骨折者用颈托固定，肢体骨折者用夹板固定。

4. 降低颅内压，减轻脑水肿。急性颅内压增高，造成脑组织严重受压以致脑疝形成，患者可在短时间内发生呼吸循环衰竭而死亡。如果患者头痛加剧，意识障碍加重，血压异常升高，出现肢体偏瘫等现象，应立即给予脱水药物降低颅内压。常用20%甘露醇250ml，15~30分钟快速滴入。

四、转运护送

颅脑损伤患者经现场急救处理后，需要及时转送到专科医院治疗，以赢得抢救时间，降低死亡率。

1. 患者应平躺在担架上固定好，搬运动作要轻柔、平稳，避免颠簸、摇晃、震动等，以免加重脑水肿或引起颅内出血、急性颅内压增高，严重者可发生脑疝，导致患者死亡。

2. 注意检查患者的创面包扎是否稳妥，各管道是否畅通，如氧气管、输液管、气管导管等，防止扭曲、受压、移位和脱出。

3. 吸氧，保持呼吸道通畅。转运患者途中保持呼吸道通畅十分重要，出发前应彻底清除口腔、咽喉异物和分泌物，吸尽气管内痰液，保持呼吸道通畅。途中给予高流量氧气吸入，呼吸衰竭的患者应立即气管插管，并行呼吸机辅助呼吸，以改善脑部缺氧状态。

4. 开通静脉通道，选择粗而直的肘、腕部或下肢静脉，用套管针在最短时间内以最快速度建立静脉通道，确保能快速地治疗用药。

5. 体位。一般情况下，患者可以采取平卧位，但对昏迷患者，呼吸道不通畅或发生呕吐时，宜采取侧卧位，防止误吸入气管发生窒息。颅内高压时宜采取头高脚低位，床头抬高30°以利颅内静脉回流，减轻脑水肿。

6. 病情观察。行心电监护，严密监测心率、呼吸、血压、血氧饱和度的变化，及时对症处理。尤其注意观察意识状态、瞳孔变化。意识的变化往往提示病情的改变，大多数颅脑损伤患者均存在着不同程度意识障碍，因此应充分了解患者的意识状态、昏迷程度。可通过对话、给予适当的刺激来判断患者意识障碍程度及精神状态，以便对病情做出正确的估计。特别注意有无昏迷—清醒—再昏迷现象。瞳孔是反应颅脑损伤患者病情变化的重要窗口，可直接反应颅脑损伤的程度和病情变化。

正常范围内瞳孔直径 2~6mm，大小对称，对光反应灵敏。应注意观察瞳孔的大小、形态和对光反射。一旦出现一侧瞳孔散大、对光反应消失，表明发生脑疝，要及时抢救，不可延误。

7. 转运联络，通知医院相关科室，尤其是院内急诊科、神经外科等提前做好接收病人的准备，以便病人到达时能得到快捷、有效的救治。

五、提高和加强对颅脑损伤患者的应急处理

提高院前急救各个急救小组在院外出诊时突发的颅脑损伤患者的反应能力、处置能力，协调开通绿色通道，保证患者获得及时急救的工作配合能力，急救指挥中心及急救小组对此类突发危重病情的急救应对和处理。提高急救小组对于颅脑损伤患者实地急救抢救，完善急救预案，提高急救预案的实用性和可操作性。检视急救小组配备各项设备，物资及技能的准备情况，以便调整补充做好准备工作。同时使得急救小组及电话呼叫中心的每一个参与到急救工作中的人，明确自己的岗位职责，加强对急救程序的熟悉掌握，提高急救小组和指挥中心的协同反应，实战能力，提高对突发颅脑损伤的警惕性和应对性。

第三节　脑梗死患者院前急救预案

脑梗死是院前急救常见的疾病之一，是丘脑供血障碍使脑组织缺血、缺氧而引起的脑软化，病情相对较重，具有发病率高、致残率高的特点，随着社会的进步和饮食结构的改变，在我国中老年人群中脑梗死呈逐年上升的趋势。

为了应对突发的脑梗死患者的应急救援，建立在突发的紧急情况下完成专业、及时的抢险处理程序，最大限度地提高脑梗死患者的救治及为后期治疗恢复争取有利时机，尽可能的减少脑梗死对患者生命健康造成的威胁，制定院前急救脑梗死患

者院前急救预案，以提高对突发脑梗死患者的应急处理流程的科学性，增强院前急救对突发脑梗死患者的应急处理的能力。

一、院前急救的机构设置、组织保障及人员职责

1. 机构设置

院前急救科下设呼叫中心、医师组、护理组、救护车司机组，在科主任的全面领导下开展各项工作，并与院内急诊科、神经外科等无缝对接，确保急救绿色通道畅通。同时，院前急救科依托院内临床各科室，确保急救患者的需求能以最快速度得到满足。

2. 组织保障

为加强医疗急救工作的领导，在科主任的领导下，成立由医师、护士、司机组成的医疗急救小组，急救小组办公室设在院前急救呼叫中心。

3. 人员职责

（1）调度员职责：

①坚守岗位，确保急救专线电话畅通无阻，二十四小时接受呼救。

②熟悉市城区及周边郊县区地理位置和道路情况，对救助能快速反应，准确定位，呼救响应率达到100%。

③负责医疗急救的组织、协调、调度和指挥。

④收集、处理和贮存社会医疗急救信息。

（2）院前急救医护人员职责：

①熟练掌握并正确运用各种常见脑梗死急诊急救的抢救处理知识与技能。

②服从医院应急医疗救治工作领导小组、科主任、呼叫中心的调度，制定、实施各种抢救方案，落实抢救措施。

③积极协调各方关系，做好病人转运工作。

（3）救护车驾驶员职责：

①坚守岗位，随时做好出车准备。

②精力集中，接受任务坚决，能迅速准确安全到达呼救地点。

③努力掌握基础救护技能，积极、主动配合医务人员做好抢救工作。

二、院前急救紧急预案

1. 呼叫中心调度员接到疑似脑梗死突发事件急救信息后，立即通知值班急救小组，并向科主任汇报。

2. 急救小组携带相关的急救设备，迅速出车。

3. 急救小组到达现场后，对患者采取相应的急救措施。

4. 急救小组及时向呼叫中心报告现场情况。

5. 迅速将病人安置到救护车上，快速向医院转运，途中给予连续有效的救治，保证生命体征的监测及抢救治疗的措施不间断。

6. 及时向呼叫中心报告转患者的病情，通知院内急诊科、神经内科等相关科室做好急救应急准备。

三、脑梗死患者的急救处理

1. 紧急出诊

院前急救在接到电话后，医护人员迅速携带急救药品和急救设备立即出诊，呼叫中心用电话指导患者和家属进行自救或助救，嘱咐患者必须立即停止一切活动，协助患者就地安静平卧休息，有条件的家庭给予吸氧等注意事项；另一方面安慰患者及其家属，保持安静环境，情绪平稳。应该尽量少搬动病人，如果意识障碍并伴呕吐者应该将头部偏向一侧清理呕吐物；如有抽搐现象，要用汤匙缠上软布放在两齿中间防止咬伤。

2. 现场急救

（1）若病人犯病时在家里，医护人员到达现场后应先紧急处理直接危及患者生命的症状，同时询问家属病史情况，并对患者的体格进行检查，密切注意患者的血压、呼吸、瞳孔变化、脉搏和意识清醒程度、肢体活动障碍的程度，判断病情严重度；如果病人现在在医院，到达患者床边后进行现场再次评估，问清病因，做好检查，查询相关实验室记录，同当地的医务人员做好交接，明确病况。取得患者家属信任，告知转运的风险性，家属在《院前转运危重病人风险告知同意书》签字。转运前要根据病情对危重患者进行预处理：需要快速降颅压的，用留置针规定的时间内输入开放静脉通路；呼吸不好、血氧饱和度不好的，转为氧疗方式，面罩大流量给氧、气管插管呼吸机以辅助患者通气；烦躁患者应镇静治疗；按常规进行各交接，比如各种管道的情况和用药的情况，注意特殊用药要做好标识，气管切开的患者还要在转运前充分给氧及吸痰。

（2）严防窒息，保持患者呼吸道通畅。患者取仰卧位或侧卧位，头偏向一侧，以免呕吐物误吸而发生窒息。将患者的衣领松开，解开紧身衣裤，假牙或牙齿松动应取出假牙。舌后坠患者用舌钳将舌头拉出再放置口咽通气管，如果患者出现呼吸停止或者自主呼吸无效时立即行气管插管，接简易呼吸器做辅助呼吸，固定插管，防止转运途中插管脱出或移位口。昏迷患者可行气管插管或气管切开，且及时湿化气道，及时吸痰。

（3）降低颅内压，控制脑水肿。病人一旦出现头痛、呕吐、嗜睡的症状时，是早期脑水肿的预兆。出现脉搏缓慢、血压升高、意识障碍加深，呼吸深慢不规则，甚至脑干受累症状（眼球运动障碍、瞳孔不等大、去皮层强直），是严重脑水肿或脑疝的前兆，要立即建立静脉通道，用静脉留置针快速静滴20%甘露醇降低颅内压。防止脑疝形成。

（4）转运途中的监护。经过有效的急救护理后，待患者情绪好转，生命体征稳定后，在考虑转运。按医疗规范在转运途中的观察处置患者，正确的搬运，加强对病人途中的监测，保证患者安全。根据患者病情，给予持续心电血压监测、间断吸痰、吸氧，维持循环系统和呼吸系统正常功能；患者有各种管道的，要妥善固定，防止移位或滑脱，保证患者管道通畅；如患者有严重原发病或并发症应严密观察病情，比如高血压病人的血压，颅内高压病人的瞳孔和意识等；密切观察病人的情况。

（5）适当约束患者，防止出现意外。在对患者进行搬运和转运过程中，应该适当约束患者，以免发生跌伤和管道移位脱落的现象。了解病人烦躁原因，尤其是用了脱水剂，并且没有留置导尿管的患者，必须要检查膀胱是否充盈，并及时留置导尿管。

（6）不良情绪给治疗带来一定难度，甚至加重病情，对于意识清醒的患者做好心理指导，多与患者沟通，转移患者的视线。院前急救人员持着耐心、热情的态度，给予患者鼓励，让患者保持心平气和，从而减少患者痛苦，积极地配合治疗。

3. 安全转送

（1）尽早转运。溶栓治疗在脑梗死发作后越早进行，效果越好。在对脑梗死患者进行初步急救处理后，应尽快送到医院进一步处理。

（2）转运前的告知。履行知情同意、告知义务，做好解释沟通，使家属及患者了解病情，明白转运途中可能出现的病情变化和风险，签订病情危重通知书和转运同意书，携带相关证件与资料。与院内急诊科、神经内科等做好联系，报告病情，做好接诊患者的准备。

（3）保证转运途中的安全。将患者平稳地放置在车床上，按病情取平卧位，上好床栏，系好安全带，推车时避免颠簸和过快，推至急救车上妥善固定车床，连接好氧气、相关监护仪器，挂好输液瓶，安慰患者。再次评估患者病情，估计在转运途中可能发生的状况，准备相关的急救药物与器械，经常检查静脉通道，维持有效静脉通路，检查监护仪的导线有无脱落，保证运转正常，保持有效吸氧，防止氧气管扭曲或脱落。对烦躁者予约束带约束。持续心电监护、血压、血氧饱和度监测，观察患者神志、瞳孔、血压、呼吸、心律、心率等，如有异常及时对症处理。

（4）做好交接班。与院内急诊科、神经内科接诊医生和护士交代患者院前简要病史、院前诊断、初步检查结果、院前用药、急救护理措施、生命体征、疗效、注意事项，妥善安置好患者。

四、提高和加强对脑梗死患者的应急处理

提高院前急救科各个急救小组在院外出诊时突发的脑梗死患者的反应能力、处置能力和与协调开通绿色通道，保证患者获得及时急救的工作配合能力、急救指挥中心及急救小组对此类突发危重病情的急救应对和处理。提高急救小组对于脑梗死患者实地急救抢救，完善急救预案，提高急救预案的实用性和可操作性。检视急救小组配备各项设备、物资及技能的准备情况，以便调整补充做好准备工作，为争取院内进一步溶栓治疗提供有效的院前保障。同时使得急救小组及电话呼叫中心的每一个参与到急救工作中的人，明确自己的岗位职责，加强对急救程序的熟悉掌握，提高急救小组和指挥中心的协同反应、实战能力，提高对突发疾病的警惕性和应对性。

第四节　心肌梗死患者院前急救预案

急性心肌梗死是冠心病的严重类型，是威胁中老年患者生命的急症之一，也是院前急救常见危重急症之一，其病情重、变化快、病死率高。急性心肌梗死是心肌的急性缺血性坏死，在冠状动脉病变的基础上，发生冠状动脉血液供应急剧减少或中断，使相应的心肌严重而持久地急性缺血导致心肌坏死。因此开展院前急救预案对急性心肌梗死患者十分必要。

一、院前急救的机构设置、组织保障及人员职责

1. 机构设置

院前急救科下设呼叫中心、医师组、护理组、救护车司机组，在科主任的全面领导下开展各项工作，并与院内急诊科、心血管科、介入导管室等无缝对接，确保急救绿色通道畅通。同时，院前急救科依托院内临床各科室，确保急救患者的需求能以最快速度得到满足。

2. 组织保障

为加强医疗急救工作的领导，在科主任的领导下，成立由医师、护士、司机组成的医疗急救小组，急救小组办公室设在院前急救呼叫中心。

3. 人员职责

（1）调度员职责：

①坚守岗位，确保急救专线电话畅通无阻，二十四小时接受呼救。

②熟悉市城区及周边郊县区地理位置和道路情况，对救助能快速反应，准确定位，呼救响应率达到100%。

③负责医疗急救的组织、协调、调度和指挥。

④收集、处理和贮存社会医疗急救信息。

（2）院前急救医护人员职责：

①熟练掌握并正确运用各种常见心肌梗死急诊急救的抢救处理知识与技能。

②服从医院应急医疗救治工作领导小组、科主任、呼叫中心的调度，制定、实施各种抢救方案，落实抢救措施。

③积极协调各方关系，做好病人转运工作。

（3）救护车驾驶员职责：

①坚守岗位，随时做好出车准备。

②精力集中，接受任务坚决，能迅速准确安全到达呼救地点。

③努力掌握基础救护技能，积极、主动配合医务人员做好抢救工作。

二、院前急救紧急预案

1. 呼叫中心调度员接到疑似心肌梗死突发事件急救信息后，立即通知值班急救小组，并向科主任汇报。

2. 急救小组携带相关的急救设备，迅速出车。

3. 急救小组到达现场后，对患者采取相应的急救措施。

4. 急救小组及时向呼叫中心报告现场情况。

5. 迅速将病人安置到救护车上，快速向医院转运，途中给予连续有效的救治，保证生命体征的监测及抢救治疗的措施不间断。

6. 及时向呼叫中心报告转患者的病情，通知院内急诊科、心血管科、介入导管室等相关科室做好急救应急准备。

三、心肌梗死院前急救处理

1. 紧急出诊

院前急救在接到电话后，医护人员迅速携带急救药品和急救设备立即出诊，呼叫中心用电话指导患者和家属进行自救或助救，嘱咐患者必须立即停止一切活动，协助患者就地安静坐下或平卧休息，询问患者家中是否备有硝酸甘油等应急药物，嘱患者立即舌下含服硝酸甘油 0.5 mg 或速效救心丸 10 粒，有条件的家庭给予吸氧等注意事项；另一方面安慰患者及其家属，保持安静环境，情绪平稳。

2. 现场急救

（1）一般处理。对患者进行初步的评估，了解疼痛的部位、性质、程度、持续时间、有无缓解及缓解方式、伴随症状、用药情况、既往病史，指导患者采用深呼吸的方式放松，绝对卧床休息，安慰患者，避免情绪激动，减轻患者紧张不安感，以减少心肌耗氧量，有利于缓解疼痛。做心电图检查，测量生命体征。

（2）吸氧。吸氧可以增加心肌氧的供应，减轻缺血和疼痛。应立即给予患者氧气吸入，用鼻导管或面罩给氧，氧流量 $2\sim5$ L/min，根据病情严重程度、病情变化随时调整氧流量和给氧浓度。病情严重者氧流量维持于 $5\sim6$ L/min，浓度为 40% 左右，待症状减轻后可控制于 $3\sim4$ L/min。

（3）快速建立有效静脉通路。在现场急救中，应尽快建立有效静脉通路，选择血管以易穿刺、易固定、粗直、靠近心脏的大静脉为佳，如肘正中静脉。避免选用细小、弯曲、静脉窦多的静脉及下肢静脉，以保证能在最短的时间建立有效静脉通路，及时输入液体和药物进入体循环，必要时建立两条以上静脉通路，保证血管活性药、抗心律失常等药物的及时应用，有效补充血循环，维持水电解质平衡。多选用静脉留置针，根据患者血管情况选用各种型号的静脉留置针，妥善固定，有利于随时静脉给药及搬运时不易脱出及外渗。

（4）及时正确地执行院前急救用药。急性心肌梗死发生后，患者常出现一系列情绪应激反应，可造成心肌耗氧量增加，冠状动脉痉挛，心肌缺氧严重，血栓形成，甚至促发室速、室颤并发症，使病情恶化。及时正确地执行院前急救用药，尽早使心肌血液再灌注，挽救濒死的心肌，防止梗死进一步发展，维护心脏功能，及时处理并发症，是防止猝死的有效措施。疼痛为急性心肌梗死患者最早、最突出的症状，可使患者烦躁不安，心肌收缩力增强，增加心肌耗氧量，心脏负荷加重，导致心律失常、休克的发生，严重者可发生心脏破裂，故尽早解除疼痛十分重要。必要时给予杜冷丁、吗啡、硝酸甘油等药物，密切观察用药效果及药物反应。如出现恶心、呕吐、低血压、心动过速、呼吸抑制等情况，应及时处理。

（5）病情观察及持续心电监护。密切观察患者神志、血压、呼吸、心律、心率、尿量、外周循环的变化，对患者进行动态病情评估。密切观察患者胸痛程度、部位、性质，连接多参数心电监护仪持续监测生命体征。

（6）处理并发症。常见的并发症有心律失常、心源性休克、心力衰竭。及时发现与正确处理并发症是挽救患者生命的重要措施。心律失常是心肌梗死最常见并发症，多为室性心律失常。应正确识别各种心律失常的图形，确保连续的心电监测质量，控制恶性心律失常的发生。如出现室性早搏、心动过速，可予利多卡因 50～100 mg 静脉缓慢注射，必要时可 5～10 min 再用一次，期前收缩消失后或总量达 300 mg 后改用静脉维持，注意控制滴速，1～3 ml/min。观察药物的毒性反应，有无嗜睡、眩晕、恶心、耳鸣、谵妄、昏迷、呼吸骤停的表现。室颤时予非同步直流电除颤。在心电监测中，发现低血压，收缩压低于 90 mmHg，首先排除是否因疼痛引起或药物影响，如患者疼痛缓解，收缩压低于 80 mmHg，表现出意识神志改变、烦躁不安、面色苍白、皮肤湿冷、脉搏细速、尿量减少为休克表现，常伴有外周血管舒缩功能障碍或血容量不足，应注意保暖，加强安全保护，高流量吸氧，补充血容量，使用升压药，纠正酸中毒，注意严密监测下用药，防止药物外渗引起局部组织坏死等。出现心力衰竭，取端坐位，两腿下垂，30%～50% 酒精湿化吸入，使用利尿剂，注意心肌梗死急性期 24 小时内不宜使用洋地黄类制剂。

3. 安全转送

（1）尽早转运。早期再灌注心肌是抢救心肌梗死成功的关键治疗之一，溶栓治疗在心肌梗死发作后越早进行，效果越好。在对心肌梗死患者进行初步急救处理后，应尽快送到医院进一步处理。

（2）转运前的告知。履行知情同意、告知义务，做好解释沟通，使家属及患者了解病情，明白转运途中可能出现的病情变化和风险，签订病情危重通知书和转运同意书，携带相关证件与资料。与院内急诊科、心血管科、介入导管室等做好联系，报告病情，做好接诊患者的准备。

（3）保证转运途中的安全。将患者平稳地放置在车床上，按病情取半坐卧位或平卧位，上好床栏，系好安全带，推车时避免颠簸和过快，推至急救车上妥善固定车床，连接好氧气、相关监护仪器，挂好输液瓶，安慰患者，告诉送院所需的时间及在急救车内的注意事项，避免加重其紧张恐惧心理。再次评估患者病情，估计在转运途中可能发生的状况，准备相关的急救药物与器械，经常检查静脉通道，维持有效静脉通路，检查监护仪的导线有无脱落，保证运转正常，保持有效吸氧，防止氧气管扭曲或脱落。对烦躁者予约束带约束。持续心电监护、血压、血氧饱和度监测，观察患者神志、血压、呼吸、心律、心率、尿量、外周循环的变化，发现心律失常、心源性休克、心力衰竭等并发症时，立即采取急救措施并做好记录。

（4）做好交接班。与院内急诊科、心血管科、介入导管室接诊医生和护士交代患者院前简要病史、院前诊断、初步检查结果、院前用药、急救护理措施、生命体征、疗效、注意事项，妥善安置好患者。

四、提高和加强对心肌梗死患者的应急处理

院前急救是对急危重症进行及时有效的现场处理，解决患者的最主要的症状，维持生命体征，安全转运至医院。注重院前急救，对急性心肌梗死患者在院前给予正确的指引，初步自救、助救，实施相应的院前急救治疗及护理措施，加强监护，安全转运，为心肌梗死患者争取时间，以保护濒死的心肌，缩小心肌梗死范围，维持生命体征的稳定，及时有效处理并发症，尽早得到规范化治疗，能提高急性心肌梗死患者急救成功率、降低死亡率。

第五节　急性有机磷农药中毒院前急救预案

有机磷农药是我国使用最为广泛、用量最大的杀虫剂。急

性有机磷农药中毒是指有机磷农药短时大量进入人体后造成的以神经系统损害为主的一系列伤害。临床表现为：①毒蕈碱样症状：早期出现恶心、呕吐、多汗、流涎，瞳孔针尖样缩小，严重者呼吸困难，肺水肿。②烟碱样症状：肌肉震颤，痉挛及呼吸肌麻痹。③中枢神经系统症状：头痛、头晕，多梦、失眠，昏迷，迟发性周围神经病；心肌毒性作用，发生"电击样"死亡。急性有机磷农药中毒途径有三种：经皮引起中毒、吸入引起中毒、经口引起中毒。

一、院前急救的机构设置、组织保障及人员职责

1. 机构设置

院前急救科下设呼叫中心、医师组、护理组、救护车司机组，在科主任的全面领导下开展各项工作，并与院内急诊科、肾内科、呼吸科等无缝对接，确保急救绿色通道畅通。同时，院前急救科依托院内临床各科室，确保急救患者的需求能以最快速度得到满足。

2. 组织保障

为加强医疗急救工作的领导，在科主任的领导下，成立由医师、护士、司机组成的医疗急救小组，急救小组办公室设在院前急救呼叫中心。

3. 人员职责

（1）调度员职责：

①坚守岗位，确保急救专线电话畅通无阻，二十四小时接受呼救。

②熟悉市城区及周边郊县区地理位置和道路情况，对救助能快速反应，准确定位，呼救响应率达到100%。

③负责医疗急救的组织、协调、调度和指挥。

④收集、处理和贮存社会医疗急救信息。

（2）院前急救医护人员职责：

①熟练掌握并正确运有机磷中毒急救的抢救处理知识与技

能。

②服从医院应急医疗救治工作领导小组、科主任、呼叫中心的调度，制定、实施各种抢救方案，落实抢救措施。

③积极协调各方关系，做好病人转运工作。

（3）救护车驾驶员职责：

①坚守岗位，随时做好出车准备。

②精力集中，接受任务坚决，能迅速准确安全到达呼救地点。

③努力掌握基础救护技能，积极、主动配合医务人员做好抢救工作。

二、院前急救紧急预案

1. 呼叫中心调度员接到有机磷中毒突发事件急救信息后，立即通知值班急救小组，并向科主任汇报。

2. 急救小组携带相关的急救设备，迅速出车。

3. 急救小组到达现场后，对患者采取相应的急救措施。

4. 急救小组及时向呼叫中心报告现场情况。

5. 迅速将病人安置到救护车上，快速向医院转运，途中给予连续有效的救治，保证生命体征的监测及抢救治疗的措施不间断。

6. 及时向呼叫中心报告转患者的病情，通知院内急诊科、肾病科及呼吸科等相关科室做好急救应急准备。

急性有机磷农药中毒的急救包括现场急救及院内抢救两部分，现场急救作为首要必须严谨对待。

1. 现场急救

（1）到达现场后，首先去除污染源，防止农药继续进入患者体内。并且监测患者生命体征。①经皮引起中毒的患者应立即脱去被污染衣物，迅速用大量清水或肥皂水（敌百虫禁用）进行皮肤清洗、换衣。若农药溅进眼内，立即用淡盐水连续冲洗干净，并滴入2%可的松和0.25%氯霉素眼药水。严重疼痛者，可滴入 1% ~ 2% 普鲁卡因溶液。②吸入引起中毒的患者应立即将中毒者带离现场，置于空气新鲜的地方，解开衣领、腰带，去除假牙及口、鼻内可能有的分泌物，使中毒者仰卧并头部后仰，保持呼吸道畅通，时刻关注患者口、鼻内有无分泌物，以防窒息。③经口引起的中毒者，应尽早引吐。注意在中毒患者昏迷时避免引吐。引吐是排出毒物很重要的一步，先给患者饮用 200 ~ 400 毫升水，然后用压舌板或干净手指刺激咽喉或用浓食盐水、肥皂水引吐。呕吐物必须保留，以备检查时使用。在引吐后应快速将中毒者带往医院洗胃。

（2）护理人员给予患者快速建立静脉通道，如明确诊断，根据医嘱及时使用特效解毒药物治疗，如：胆碱药物阿托品，胆碱酯酶复能剂氯磷啶。其中，重度中毒患者给予阿托品 8 ~ 10ml，每隔 5 ~ 10min 1 次，中度中毒患者给予阿托品 4 ~ 8ml，每隔 10 ~ 30min 1 次，轻度中毒患者给予阿托品 2 ~ 4ml，每隔 30 ~ 60min 1 次。静滴氯磷啶，重度患者 1.0 ~ 1.2g，中度患者 0.8 ~ 1.0g，轻度患者 0.4 ~ 0.5g。

2. 转送途中的救护

经现场急救后即刻前往医院。患者频繁呕吐而意识不清者，应将患者头偏向一侧，防止呕吐物误吸而窒息。同时可以延缓胃内容物向肠道排空，减少毒物吸收。确保呼吸道及静脉通路通畅。准备好吸引器，随时吸出口腔及气管内分泌物，并给予高流量吸氧，4 ~ 6L/min。并密切关注患者生命体征及心电变化，及时处理各种并发症。注意采集、携带送检标本。

院前急救是为了争取抢救时机，保证患者快速送至医院后可得到更好的救治。因此，在急救过程中，以对症处理为主，保持患者生命体征平稳为首要任务。必要时，若患者出现心搏骤停时，应立即采用心肺复苏术等抢救措施。

附　院前急救病史采集流程图及常见疾病的院前急救流程图

院前急救病史采集流程图

1. 主诉：主要症状加持续时间
2. 起病：突然　缓慢
3. 主要症状：部位　性质　持续时间　缓解加重因素
4. 发病诱因：气候　寒冷　着凉　感冒　外伤　情绪　劳累
5. 咳嗽：干咳　有痰　痰量　多　少　痰色白　黄　铁锈色　黏稠　稀薄　泡沫　牵拉成丝　有味　有血　血块　血丝　痰中带血　夜晚区别　冬夏区别　减轻因素　用过什么药　高血压　卡托普利　吸烟　工作　生活环境　粉尘　伴随症状　气喘　胸痛　发热　呼吸困难　鼻塞　心窝烧灼感　反酸
6. 咯血：咳出　咳血前症状　长期咯血　起病时间　咯血的量　大　小　色　脓血　胶冻　泡沫　有痰　量　大　小　色　味　皮肤黏膜出血　结核工业　吸烟　粉尘　月经史　伴随症状
7. 呼吸困难（喘憋）：突然　缓慢　发病　活动加重　白天　夜晚　体位　坐位　平躺　伴随症状
8. 胸痛：发病　突然　缓慢　部位　性质　持续时间

牵扯痛　诱发因素　精神紧张　劳累　咳嗽用力　进食　吃药缓解　胃药　硝酸甘油　伴随症状　吞咽困难　反酸　咳嗽发热　咯血　面色　苍白　大汗　血下降

9. 发热：开始时间　发病突然　缓慢测体温　度　持续时间　畏寒　寒战　大汗　盗汗　吃过什么药　抗生素　退热药　激素　强心药　精神　食欲　体重　睡眠　大小便　伴随症状　咳嗽　咳痰　咯血　胸痛　呕吐　腹泻　尿路刺激征皮疹　出血　头痛　肌肉关节痛　接触史　传染病　结核　手术

10. 水肿：起病时间　突然　缓慢　前驱症状　水肿开始部位　眼睑　颜面　下肢　发展　迅速　缓慢　全身　局部凹陷　非凹陷　激素　药物　营养状况　高血压　肾功　尿量色　肝脏疾病　黄疸　出血　呼吸困难　紫绀　黏液性质　特发性月经关系　心脏　肝脏　肾脏疾病　丝虫病史

11. 看过医生：诊断结果　用药　名称　疗效　做过检查结果　这段时间　精神好　体重正常　睡眠好　大小便好

12. 既往史：过去身体　良好　一般　较差　结核病　高血压　糖尿病　重大疾病　手术　外伤　食物药物过敏　输血

急救通则（Fist Aid）

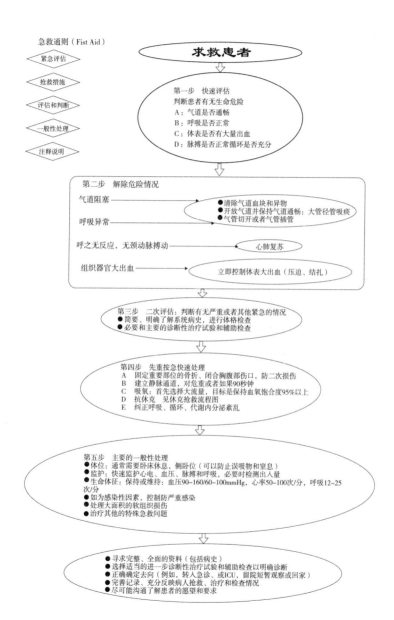

求救患者

第一步　快速评估
判断患者有无生命危险
A：气道是否通畅
B：呼吸是否正常
C：体表是否有大量出血
D：脉搏是否正常循环是否充分

第二步　解除危险情况

气道阻塞 ── ●清除气道血块和异物
　　　　　　 ●开放气道并保持气道通畅：大管径管吸痰
呼吸异常 ── ●气管切开或者气管插管

呼之无反应，无颈动脉搏动 ── 心肺复苏

组织器官大出血 ── 立即控制体表大出血（压迫、结扎）

第三步　二次评估：判断有无严重或者其他紧急的情况
●简要、明确了解系统病史，进行体格检查
●必要和主要的诊断性治疗试验和辅助检查

第四步　先重按急快速处理
A　固定重要部位的骨折、闭合胸腹部伤口，防二次损伤
B　建立静脉通道，对危重或者如果90秒钟
C　吸氧：首先选择大流量，目标是保持血氧饱合度95%以上
D　抗休克　见休克抢救流程图
E　纠正呼吸、循环、代谢内分泌紊乱

第五步　主要的一般性处理
●体位：通常需要卧床休息，侧卧位（可以防止误吸物和窒息）
●监护：快速监护心电、血压、脉搏和呼吸，必要时检测出入量
●生命体征：保持或维持：血压90~160/60~100mmHg，心率50~100次/分，呼吸12~25次/分
●如为感染性因素，控制防严重感染
●处理大面积的软组织损伤
●治疗其他的特殊急救问题

●寻求完整、全面的资料（包括病史）
●选择适当的进一步诊断性治疗试验和辅助检查以明确诊断
●正确确定去向（例如，转入急诊、或ICU，留院短暂观察或回家）
●完善记录、充分反映病人抢救、治疗和检查情况
●尽可能沟通了解患者的愿望和要求

紧急评估

抢救措施

评估和判断

一般性处理

注释说明

213

休克抢救流程

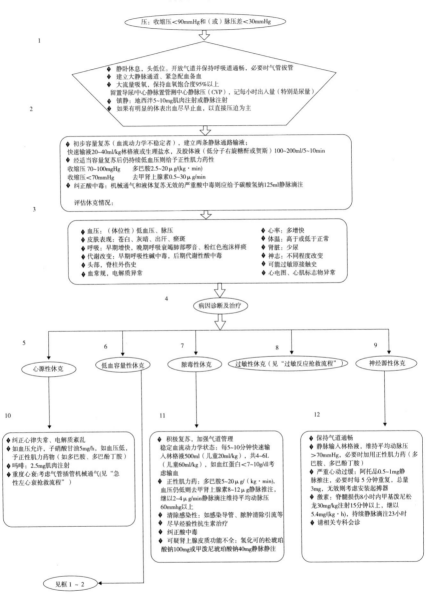

压：收缩压<90mmHg和（或）脉压差<30mmHg

1

◆ 静卧休息，头低位。开放气道并保持呼吸道通畅，必要时气管插管
◆ 建立大静脉通道、紧急配血备血
◆ 大流量吸氧，保持血氧饱合度95%以上
留置导尿/中心静脉置管测中心静脉压（CVP），记每小时出入量（特别是尿量）
◆ 镇静：地西泮5~10mg肌肉注射或静脉注射
◆ 如果有明显的血表出血尽早止血，以直接压迫为主

2

◆ 初步容量复苏（血流动力学不稳定者），建立两条静脉通路输液；
快速输液20~40ml/kg林格液或生理盐水，及胶体液（低分子右旋糖酐或贺斯）100~200ml/5~10min
◆ 经适当容量复苏后仍持续低血压则给予正性肌力药
收缩压 70~100mmHg 多巴胺2.5~20μg/（kg·min）
收缩压<70mmHg 去甲肾上腺素0.5~30μg/min
◆ 纠正酸中毒：机械通气和液体复苏无效的严重酸中毒则应给予碳酸氢钠125ml静脉滴注

评估休克情况：

3

◆ 血压：（体位性）低血压、脉压 　　　　　　　 ◆ 心率：多增快
皮肤表现：苍白、灰暗、出汗、瘀斑 　　　　　　◆ 体温：高于或低于正常
呼吸：早期增快、晚期呼吸衰竭肺部啰音、粉红色泡沫样痰 　◆ 肾脏：少尿
代谢改变：早期呼吸性碱中毒，后期代谢性酸中毒 　◆ 神志：不同程度改变
◆ 头部，脊柱外伤史 　　　　　　　　　　　　　◆ 可能过敏原接触史
◆ 血常规，电解质异常 　　　　　　　　　　　　◆ 心电图、心肌标志物异常

4 病因诊断及治疗

5 心源性休克　**6** 低血容量性休克　**7** 脓毒性休克　**8** 过敏性休克（见"过敏反应抢救流程"）　**9** 神经源性休克

10

◆ 纠正心律失常、电解质紊乱
◆ 如血压允许，予硝酸甘油5mg/h，如血压低，予正性肌力药物（如多巴胺、多巴酚丁胺）
◆ 吗啡：2.5mg肌肉注射
◆ 重度心衰考虑气管插管机械通气（见"急性左心衰抢救流程"）

11

◆ 积极复苏，加强气道管理
稳定血流动力学状态：每5~10分钟快速输入林格液500ml（儿童20ml/kg），共4~6L（儿童60ml/kg），如血红蛋白<7~10g/dl考虑输血
◆ 正性肌力药：多巴胺5~20μg/（kg·min），血压仍低则去甲肾上腺素8~12μg静脉推注，继以2~4μg/min静脉滴注维持平均动脉压60mmHg以上
◆ 清除感染性：如感染导管、脓肿清除引流等
尽早经验性抗生素治疗
◆ 纠正酸中毒
◆ 可疑肾上腺皮质功能不全：氢化可的松琥珀酸钠100mg或甲泼尼龙琥珀酸钠40mg静脉静注

12

◆ 保持气道通畅
◆ 静脉输入林格液，维持平均动脉压>70mmHg，必要时加用正性肌力药物（多巴胺、多巴酚丁胺）
◆ 严重心动过缓：阿托品0.5~1mg静脉推注，必要时每5分钟重复，总量3mg，无效则考虑安装起搏器
◆ 激素：脊髓损伤8小时内甲基泼尼龙30mg/kg注射15分钟以上，继以5.4mg/（kg·h），持续静脉滴注23小时
◆ 请相关专科会诊

见框1~2

突发性过敏院前急救流程

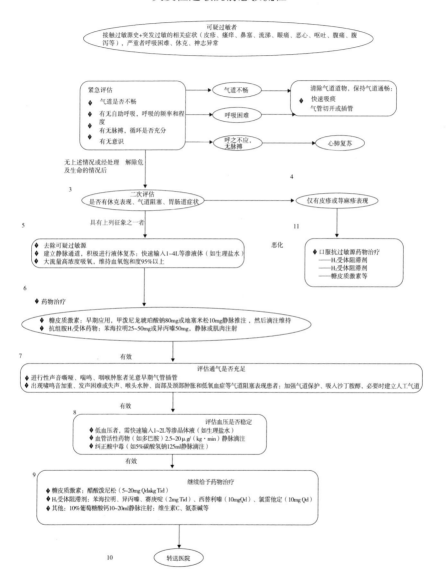

可疑过敏者

接触过敏源史+突发过敏的相关症状（皮疹、瘙痒、鼻塞、流涕、眼痛、恶心、呕吐、腹痛、腹泻等），严重者呼吸困难、休克、神志异常

紧急评估
◆ 气道是否不畅
◆ 有无自助呼吸，呼吸的频率和程度
◆ 有无脉搏，循环是否充分
◆ 有无意识

气道不畅

呼吸困难

呼之不应，无脉搏，

清除气道道物，保持气道通畅：
◆ 快速吸痰
气管切开或插管

心肺复苏

无上述情况或经处理　解除危及生命的情况后

3

二次评估
是否有休克表现、气道阻塞、胃肠道症状

4

仅有皮疹或荨麻疹表现

5　　具有上列征象之一者

11　　　恶化

◆ 去除可疑过敏源
◆ 建立静脉通道，积极进行液体复苏：快速输入1~4L等渗液体（如生理盐水）
◆ 大流量高浓度吸氧，维持血氧饱和度95%以上

◆ 口服抗过敏源药物治疗
——H₁受体阻滞剂
——H₂受体阻滞剂
——糖皮质激素等

6

◆ 药物治疗

◆ 糖皮质激素：早期应用，甲泼尼龙琥珀酸钠80mg或地塞米松10mg静脉推注，然后滴注维持
◆ 抗组胺H₁受体药物：苯海拉明25~50mg或异丙嗪50mg，静脉或肌肉注射

7　　　有效

评估通气是否充足
◆ 进行性声音嘶哑、喘鸣、咽喉肿胀者见意早期气管插管
◆ 出现哮鸣音加重、发声困难或失声、喉头水肿、面部及颈部肿胀和低氧血症等气道阻塞表现患者：加强气道保护，吸入沙丁胺醇，必要时建立人工气道

8　　　有效

评估血压是否稳定
◆ 低血压者，需快速输入1~2L等渗晶体液（如生理盐水）
◆ 血管活性药物（如多巴胺）2.5~20μg/（kg·min）静脉滴注
◆ 纠正酸中毒（如5%碳酸氢钠125ml静脉滴注）

9　　　有效

继续给予药物治疗
◆ 糖皮质激素：醋酸泼尼松（5~20mg Qdakg Tid）
◆ H₁受体阻滞剂：苯海拉明、异丙嗪、赛庚啶（2mg Tid）、西替利嗪（10mgQd）、氯雷他定（10mg Qd）
◆ 其他：10%葡萄糖酸钙10~20ml静脉注射；维生素C、氨茶碱等

10　　　转送医院

215

有机磷中毒院前急救流程

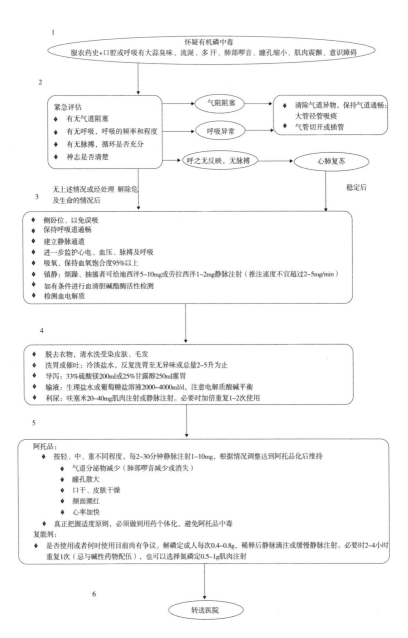

1
怀疑有机磷中毒
服农药史+口腔或呼吸有大蒜臭味、流涎、多汗、肺部啰音、瞳孔缩小、肌肉震颤、意识障碍

2
紧急评估
♦ 有无气道阻塞
♦ 有无呼吸，呼吸的频率和程度
♦ 有无脉搏，循环是否充分
♦ 神志是否清楚

气阻阻塞

呼吸异常

♦ 清除气道异物，保持气道通畅：大管径管吸痰
♦ 气管切开或插管

呼之无反映，无脉搏 → 心肺复苏

无上述情况或经处理 解除危及生命的情况后

稳定后

3
♦ 侧卧位、以免误吸
♦ 保持呼吸道通畅
♦ 建立静脉通道
♦ 进一步监护心电、血压、脉搏及呼吸
♦ 吸氧、保持血氧饱合度95%以上
♦ 镇静：烦躁、抽搐者可给地西泮5~10mg或劳拉西泮1~2mg静脉注射（推注速度不宜超过2~5mg/min）
♦ 如有条件进行血清胆碱酯酶活性检测
♦ 检测血电解质

4
♦ 脱去衣物，清水洗受染皮肤、毛发
♦ 洗胃或催吐：冷淡盐水，反复洗胃至无异味或总量2~5升为止
♦ 导泻：33%硫酸镁200ml或25%甘露醇250ml灌肠
♦ 输液：生理盐水或葡萄糖盐溶液2000~4000ml/d，注意电解质酸碱平衡
♦ 利尿：呋塞米20~40mg肌肉注射或静脉注射。必要时加倍重复1~2次使用

5
阿托品：
♦ 按轻、中、重不同程度，每2~30分钟静脉注射1~10mg，根据情况调整达到阿托品化后维持
　♦ 气道分泌物减少（肺部啰音减少或消失）
　♦ 瞳孔散大
　♦ 口干、皮肤干燥
　♦ 颜面潮红
　♦ 心率加快
♦ 真正把握适度原则，必须做到用药个体化，避免阿托品中毒
复能剂：
♦ 是否使用或者何时使用目前尚有争议。解磷定成人每次0.4~0.8g，稀释后静脉滴注或缓慢静脉注射。必要时2~4小时重复1次（忌与碱性药物配伍），也可以选择氯磷定0.5~1g肌肉注射

6
转送医院

重度心衰院前急救流程

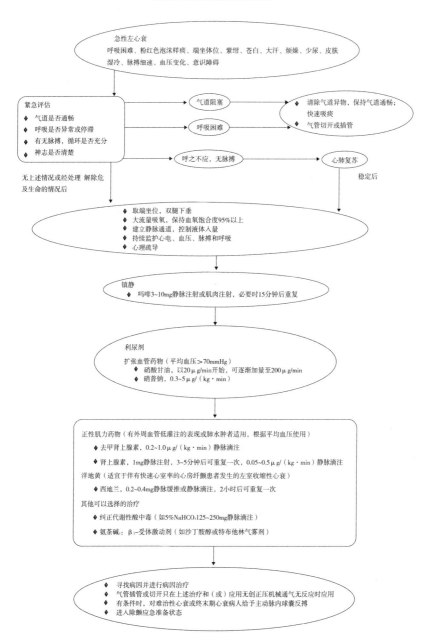

急性左心衰
呼吸困难、粉红色泡沫样痰、端坐体位、紫绀、苍白、大汗、烦躁、少尿、皮肤湿冷、脉搏细速、血压变化、意识障碍

紧急评估
♦　气道是否通畅
♦　呼吸是否异常或停滞
♦　有无脉搏，循环是否充分
♦　神志是否清楚

气道阻塞

呼吸困难

清除气道异物，保持气道通畅；
快速吸痰
气管切开或插管

呼之不应，无脉搏

心肺复苏

稳定后

无上述情况或经处理　解除危及生命的情况后

♦　取端坐位，双腿下垂
♦　大流量吸氧，保持血氧饱合度95%以上
♦　建立静脉通道，控制液体入量
♦　持续监护心电、血压、脉搏和呼吸
♦　心理疏导

镇静
♦　吗啡3~10mg静脉注射或肌肉注射，必要时15分钟后重复

利尿剂
扩张血管药物（平均血压>70mmHg）
♦　硝酸甘油，以20μg/min开始，可逐渐加量至200μg/min
♦　硝普钠，0.3~5μg/（kg·min）

正性肌力药物（有外周血管低灌注的表现或肺水肿者适用，根据平均血压使用）
♦　去甲肾上腺素，0.2~1.0μg/（kg·min）静脉滴注
♦　肾上腺素，1mg静脉注射，3~5分钟后可重复一次，0.05~0.5μg/（kg·min）静脉滴注
洋地黄（适宜于伴有快速心室率的心房纤颤患者发生的左室收缩性心衰）
♦　西地兰，0.2~0.4mg静脉缓推或静脉滴注，2小时后可重复一次
其他可以选择的治疗
♦　纠正代谢性酸中毒（如5%NaHCO₃125~250mg静脉滴注）
♦　氨茶碱：β₂-受体激动剂（如沙丁胺醇或特布他林气雾剂）

♦　寻找病因并进行病因治疗
♦　气管插管或切开只在上述治疗和（或）应用无创正压机械通气无反应时应用
♦　有条件时，对难治性心衰或终末期心衰病人给予主动脉内球囊反搏
♦　进入除颤应急准备状态

217

突发心跳骤停院前急救流程

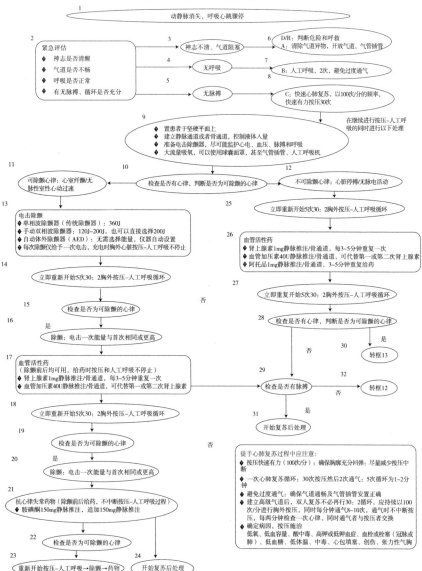

1
动静脉消失，呼吸心跳骤停

2 紧急评估
◆ 神志是否清醒
◆ 气道是否不畅
◆ 呼吸是否正常
◆ 有无脉搏、循环是否充分

3 神志不清、气道阻塞

6 D/R：判断危险和呼救
A：清除气道异物，开放气道，气管插管

4 无呼吸

7
B：人工呼吸，2次，避免过度通气
8

5 无脉搏

C：快速心肺复苏，以100次/分的频率，快速有力按压30次

在继续进行按压-人工呼吸的同时进行以下处理

9
◆ 置患者于坚硬平面上
◆ 建立静脉通道或者骨通道，控制液体入量
◆ 准备电击除颤器，尽可能监护心电、血压、脉搏和呼吸
◆ 大流量吸氧，可以使用球囊面罩，甚至气管插管、人工呼吸机

11 可除颤心律：心室纤颤/无脉性室性心动过速

10 检查是否有心律，判断是否为可除颤的心律

12 不可除颤心律：心脏停搏/无脉电活动

13 电击除颤
◆ 单相波除颤器（传统除颤器）：360J
◆ 手动双相波除颤器：120J-200J，也可以直接选择200J
◆ 自动体外除颤器（AED）：无需选择能量，仪器自动设置
◆ 每次除颤仅给予一次电击，充电时胸外心脏按压-人工呼吸不停止

25 立即重新开始5次30：2胸外按压-人工呼吸循环

26 血管活性药
◆ 肾上腺素1mg静脉推注/骨通道，每3~5分钟重复一次
◆ 血管加压素40U静脉推注/骨通道，可代替第一或第二次肾上腺素
◆ 阿托品1mg静脉推注/骨通道，3~5分钟重复给药

14 立即重新开始5次30：2胸外按压-人工呼吸循环

27 立即重复开始5次30：2胸外按压-人工呼吸循环

15 检查是否为可除颤的心律

否

28 检查是否有心律，判断是否为可除颤的心律

16 是

除颤：电击一次能量与首次相同或更高

30 是 转框13

否

17 血管活性药
（除颤前后均可用，给药时按压和人工呼吸不停止）
◆ 肾上腺素1mg静脉推注/骨通道，每3~5分钟重复一次
◆ 血管加压素40U静脉推注/骨通道，可代替第一或第二次肾上腺素

29 检查是否有脉搏

32 否 转框12

18 立即重新开始5次30：2胸外按压-人工呼吸循环

31 是

开始复苏后处理

19 检查是否为可除颤的心律

否

20 是

除颤：电击一次能量与首次相同或更高

21 抗心律失常药物（除颤前后给药，不中断按压-人工呼吸过程）
◆ 胺碘酮150mg静脉推注，追加150mg静脉推注

徒手心肺复苏过程中应注意：
◆ 按压快速有力（100次/分）：确保胸廓充分回弹；尽量减少按压中断
◆ 一次心肺复苏周期：30次按压然后2次通气；5次循环为1~2分钟
◆ 避免过度通气：确保气道通畅及气管插管安置正确
◆ 建立高级气道后，双人复苏不必再行30：2循环，应持续以100次/分进行胸外按压，同时每分钟通气8~10次，通气时不中断按压，每两分钟检查一次心律，同时通气者与按压者交换
◆ 确定病因，按压施治
低氧、低血容量、酸中毒、高钾或低钾血症、血栓或栓塞（冠脉或肺）、低血糖、低体温、中毒、心包填塞、创伤、张力性气胸

22 检查是否为可除颤的心律

23 重新开始按压-人工呼吸→除颤→药物

24 开始复苏后处理

218

急性胸痛院前急救流程

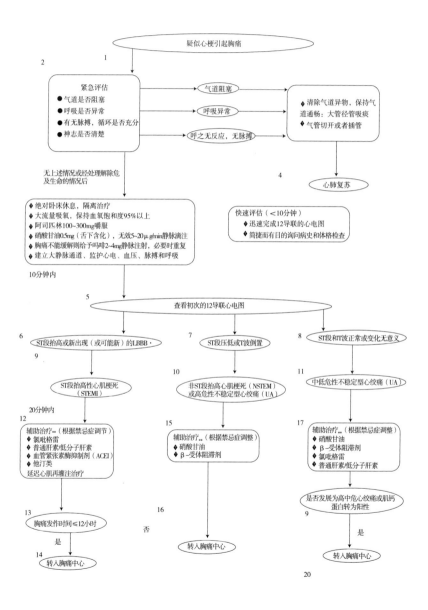

重度心律失常院前急救流程

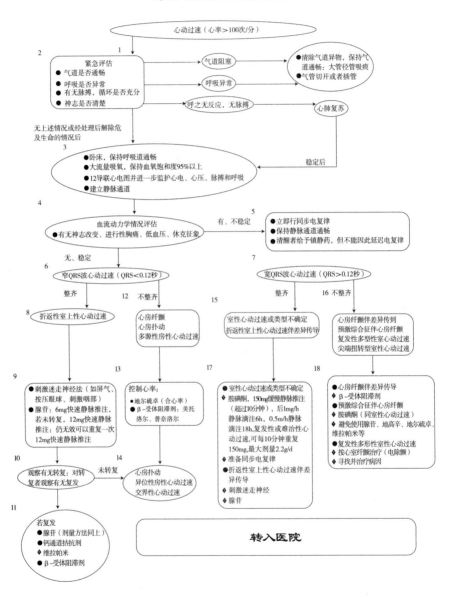

心动过速（心率>100次/分）

2　1　紧急评估
● 气道是否通畅
● 呼吸是否异常
● 有无脉搏，循环是否充分
● 神志是否清楚

气道阻塞 → ● 清除气道异物，保持气道通畅：大管径管吸痰
● 气管切开或者插管

呼吸异常 →

呼之无反应，无脉搏 → 心肺复苏

无上述情况或经处理解除危及生命的情况后

3
● 卧床，保持呼吸道通畅
● 大流量吸氧，保持血氧饱和度95%以上
● 12导联心电图并进一步监护心电、心压、脉搏和呼吸
● 建立静脉通道

稳定后

4　血流动力学情况评估
● 有无神志改变、进行性胸痛、低血压、休克征象

有、不稳定 →
5
● 立即行同步电复律
● 保持静脉通道通畅
● 清醒者给予镇静药，但不能因此延迟电复律

无、稳定

6　窄QRS波心动过速（QRS<0.12秒）

整齐　　　　12 不整齐

8 折返性室上性心动过速

心房纤颤
心房扑动
多源性房性心动过速

7　宽QRS波心动过速（QRS>0.12秒）

整齐　　　　16 不整齐

15
室性心动过速或类型不确定
折返性室上性心动过速伴差传导

18
心房纤颤伴差异传到
预激综合征伴心房纤颤
复发性多形性室性心动过速
尖端扭转型室性心动过速

9
● 刺激迷走神经法（如屏气、按压眼球、刺激咽部）
腺苷：6mg快速静脉推注，若未转复，12mg快速静脉推注；仍无效可以重复一次12mg快速静脉推注

13
控制心率
● 地尔硫卓（合心率）
● β-受体阻滞剂：美托洛尔、普奈洛尔

17
● 室性心动过速或类型不确定
◆ 胺碘酮，150mg缓慢静脉推注（超过10分钟），后1mg/h静脉滴注6h，0.5m/h静脉滴注18h，复发性或难治性心动过速，可每10分钟重复150mg，最大剂量2.2g/d
● 准备同步电复律
● 折返性室上性心动过速伴差异传导
● 刺激迷走神经
● 腺苷

18
● 心房纤颤伴差异传导
◆ β-受体阻滞剂
◆ 预激综合征伴心房纤颤
◆ 胺碘酮（同室性心动过速）
◆ 避免使用腺苷、地高辛、地尔硫卓、维拉帕米等
◆ 复发性多形性室性心动过速
● 按心室纤颤治疗（电除颤）
● 寻找并治疗病因

10 观察有无转复：对转复者观察有无复发

未转复 →
14
心房扑动
异位性房性心动过速
交界性心动过速

11
若复发
● 腺苷（剂量方法同上）
● 钙通道拮抗剂
◆ 维拉帕米
● β-受体阻滞剂

转入医院

突发性高血压危象院前急救流程

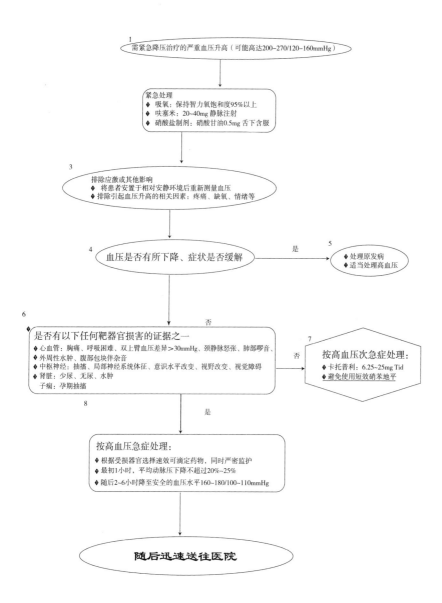

急性咽喉梗阻院前急救流程

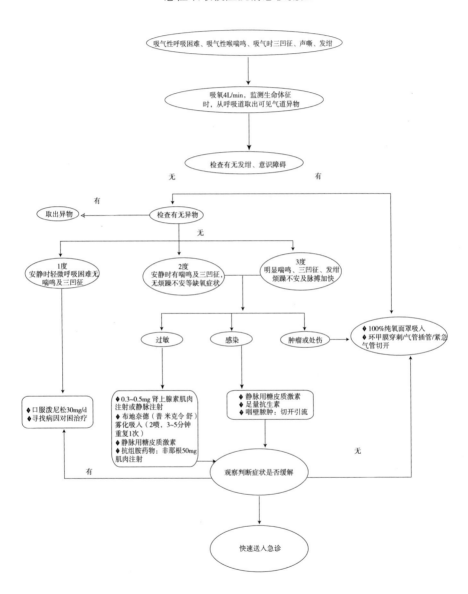

吸气性呼吸困难、吸气性喉喘鸣、吸气时三凹征、声嘶、发绀

吸氧4L/min、监测生命体征时，从呼吸道取出可见气道异物

检查有无发绀、意识障碍

无　　　　　　　　　　　　　　　　　　　有

有　　　检查有无异物　→　取出异物

无

1度
安静时轻微呼吸困难无喘鸣及三凹征

2度
安静时有喘鸣及三凹征，无烦躁不安等缺氧症状

3度
明显喘鸣、三凹征、发绀烦躁不安及脉搏加快

过敏　　　感染　　　肿瘤或处伤

◆ 100%纯氧面罩吸入
◆ 环甲膜穿刺/气管插管/紧急气管切开

◆ 口服泼尼松30mg/d
◆ 寻找病因对困治疗

◆ 0.3~0.5mg肾上腺素肌肉注射或静脉注射
◆ 布地奈德（普米克令舒）雾化吸入（2喷，3~5分钟重复1次）
◆ 静脉用糖皮质激素
◆ 抗组胺药物：非那根50mg肌肉注射

◆ 静脉用糖皮质激素
◆ 足量抗生素
◆ 咽壁脓肿：切开引流

有　　　　　观察判断症状是否缓解　　　　　无

快速送入急诊

急性上消化道出血前急救流程

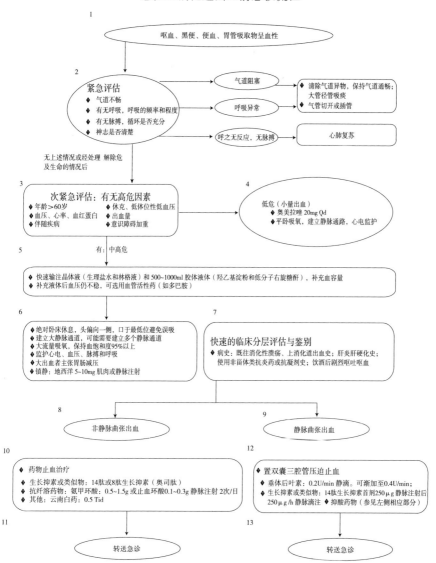

1

呕血、黑便、便血、胃管吸取物呈血性

2

紧急评估
- ◆ 气道不畅
- ◆ 有无呼吸，呼吸的频率和程度
- ◆ 有无脉搏，循环是否充分
- ◆ 神志是否清楚

气道阻塞 → 清除气道异物，保持气道通畅；大管径管吸痰；气管切开或插管

呼吸异常 →

呼之无反应，无脉搏 → 心肺复苏

无上述情况或经处理 解除危及生命的情况后

3

次紧急评估：有无高危因素
- ◆ 年龄>60岁　　◆ 休克、低体位性低血压
- ◆ 血压、心率、血红蛋白　◆ 出血量
- ◆ 伴随疾病　　◆ 意识障碍加重

4

低危（小量出血）
- ◆ 奥美拉唑 20mg Qd
- ◆ 平卧吸氧，建立静脉通路，心电监护

5　有：中高危

◆ 快速输注晶体液（生理盐水和林格液）和 500~1000ml 胶体液体（羟乙基淀粉和低分子右旋糖酐），补充血容量
◆ 补充液体后血压仍不稳，可选用血管活性药（如多巴胺）

6

- ◆ 绝对卧床休息，头偏向一侧，口于最低位避免误吸
- ◆ 建立大静脉通道，可能需要建立多个静脉通道
- ◆ 大流量吸氧，保持血氧饱和度95%以上
- ◆ 监护心电、血压、脉搏和呼吸
- ◆ 大出血者主张胃肠减压
- ◆ 镇静：地西泮 5~10mg 肌肉或静脉注射

7

快速的临床分层评估与鉴别
- ◆ 病史：既往消化性溃疡、上消化道出血史；肝炎肝硬化史；使用非甾体类抗炎药或抗凝剂史；饮酒后剧烈呕吐呕血

8

非静脉曲张出血

9

静脉曲张出血

10

- ◆ 药物止血治疗
- ◆ 生长抑素或类似物：14肽或8肽生长抑素（奥司肽）
- ◆ 抗纤溶药物：氨甲环酸：0.5~1.5g 或止血环酸0.1~0.3g 静脉注射 2次/日
- ◆ 其他：云南白药：0.5 Tid

12

- ◆ 置双囊三腔管压迫止血
- ◆ 垂体后叶素：0.2U/min 静滴。可渐加至0.4U/min；
- ◆ 生长抑素或类似物：14肽生长抑素首剂250μg 静脉注射后 250μg/h 静脉滴注　◆ 抑酸药物（参见左侧相应部分）

11

转送急诊

13

转送急诊

223

低血糖症院前急救流程

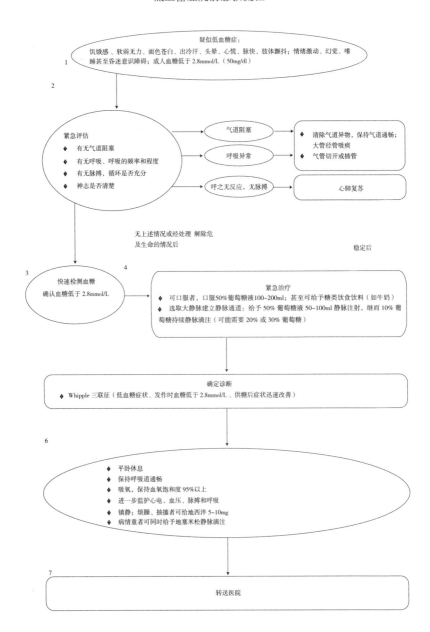

1　疑似低血糖症：
饥饿感、软弱无力、面色苍白、出冷汗、头晕、心慌、脉快、肢体颤抖；情绪激动、幻觉、嗜睡甚至昏迷意识障碍；成人血糖低于 2.8mmol/L（50mg/dl）

2　紧急评估
- 有无气道阻塞
- 有无呼吸、呼吸的频率和程度
- 有无脉搏，循环是否充分
- 神志是否清楚

气道阻塞 → 清除气道异物，保持气道通畅；大管径管吸痰 · 气管切开或插管

呼吸异常 →

呼之无反应，无脉搏 → 心肺复苏

无上述情况或经处理 解除危及生命的情况后

稳定后

3　快速检测血糖
确认血糖低于 2.8mmol/L

4　紧急治疗
- 可口服者，口服50%葡萄糖液100~200ml；甚至可给予糖类饮食饮料（如牛奶）
- 选取大静脉建立静脉通道：给予 50% 葡萄糖液 50~100ml 静脉注射，继而 10% 葡萄糖持续静脉滴注（可能需要 20% 或 30% 葡萄糖）

确定诊断
- Whipple 三联征（低血糖症状、发作时血糖低于 2.8mmol/L、供糖后症状迅速改善）

6
- 平卧休息
- 保持呼吸道通畅
- 吸氧，保持血氧饱和度 95%以上
- 进一步监护心电、血压、脉搏和呼吸
- 镇静；烦躁、抽搐者可给地西泮 5~10mg
- 病情重者可同时给予地塞米松静脉滴注

7　转送医院

癫痫持续发作院前急救流程

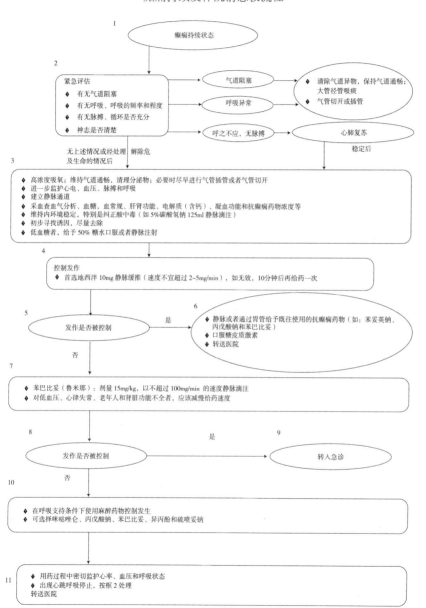

中暑热辐射病院前急救流程

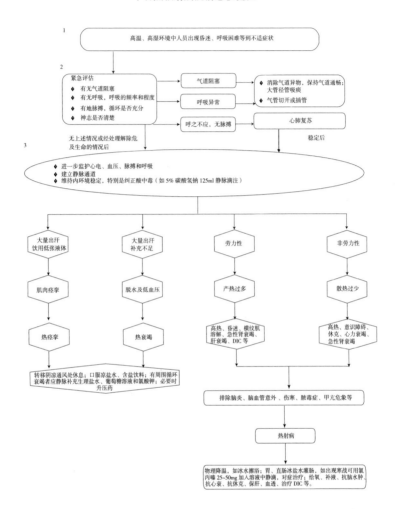

1　高温、高湿环境中人员出现昏迷、呼吸困难等到不适症状

2　紧急评估
♦ 有无气道阻塞
♦ 有无呼吸，呼吸的频率和程度
♦ 有地脉搏，循环是否充分
♦ 神志是否清楚

气道阻塞
呼吸异常

消除气道异物，保持气道通畅；大管径管吸痰
♦ 气管切开或插管

呼之不应，无脉搏 → 心肺复苏

无上述情况或经处理解除危及生命的情况后

稳定后

3
♦ 进一步监护心电、血压、脉搏和呼吸
♦ 建立静脉通道
♦ 维持内环境稳定，特别是纠正酸中毒（如 5% 碳酸氢钠 125ml 静脉滴注）

大量出汗饮用低张液体 → 肌肉痉挛 → 热痉挛

大量出汗补充不足 → 脱水及低血压 → 热衰竭

劳力性 → 产热过多 → 高热、昏迷、横纹肌溶解、急性肾衰竭、肝衰竭、DIC 等

非劳力性 → 散热过少 → 高热、意识障碍、休克、心力衰竭、急性肾衰竭

转移阴凉通风处休息；口服凉盐水、含盐饮料；有周围循环衰竭者应静脉补充生理盐水、葡萄糖溶液和氯酸钾；必要时升压药

排除脑炎、脑血管意外、伤寒、脓毒症、甲亢危象等

热射病

物理降温，如冰水擦浴；胃、直肠冰盐水灌肠，如出现寒战可用氯丙嗪 25~50mg 加入溶液中静滴，对症治疗；给氧、补液、抗脑水肿、抗心衰、抗休克、保肝、血透、治疗 DIC 等。

溺水院前急救流程

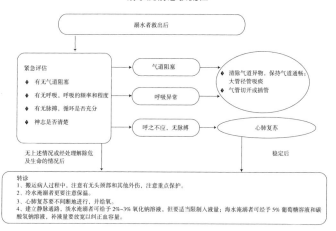

电击伤的院前急救流程

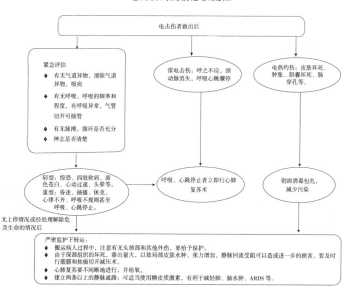

编后语

院前急救作为公共卫生体系建设的重要组成部分，它是衡量一个城市经济发展、精神文明建设和综合服务能力的重要指标，对发挥政府职能、保障群众健康以及促进社会公共服务均等化发展等具有重要意义，尤其是在应对地震、火灾、交通事故等突发事件时，院前急救在紧急救援中发挥着不可替代作用。从医疗角度看，院前急救是整个急诊医疗服务体系中的一个子系统，是急救过程中的重要一环。院前急救是把抢救工作从医院延伸到发病现场，对抢救急危重患者的生命，提高抢救成功率、治愈率，降低致残率和死亡率都起着积极作用，是急救工作中至关重要的一环，是抢救生命的重要保障，具有很强的专业性和社会性。

中医急救历史悠久，源远流长。上溯先秦，下迄明清，群贤辈出，代有发明。历代医家经过无数实践研究，不断丰富、完善中医急救体系，留下许多值得深入研究的经典名著，其中具有重大意义和较强实际应用价值的是晋代葛洪的《肘后备急方》，隋代巢元方的《诸病源候论》以及唐代孙思邈的《备急千金要方》和《千金翼方》。晋代葛洪的《肘后备急方》是我国最早的治疗急症的专著，收录了魏晋南北朝时期急症治疗的理论和经验，已具"急救手册"之雏形。《诸病源候论》则偏重于症候分析，尤其是对食物、药物中毒症候分析的研究颇有见解。唐代孙思邈的《备急千金要方》和《千金翼方》则是后人专治急症的重要参考名著，其中很多章节详细阐述了对急症病因病机的认识和现场急救处置方法，对中医急救的见解有自己独特之处。

进入21世纪，科技的进步使现代急救技术和方法又上升到一个新的台阶，西方发达国家建立了现代院前急救体系。而在我国现场急救中依然迫切需要中医急救医学的主要技术参与，而且简单有效。我们在继承中求发展，在实践中再创新，充分发挥中医急救医学特色，积极推动中西医急救医学向前发展。把这二者有理有据地结合起来，应用到临床实践中去。把中医药学的急、危、重症救治的共性理、法、方、药，通过中西医结合研究，融进了现代急救医学，创造了中西医结合急救医学的新模式。

在新时代深入贯彻落实《中医药法》的背景下，为了充分发挥中医药在院前医疗急救、突发公共卫生事件、重大灾害事件领域的重要作用，使广大人民群众能够方便、快捷地得到中医药服务，形成中西医结合新的院前急救体系，保障人民群众的生命健康，充分发挥中医药的特色优势、中医药技术和方法，特编撰《院前急救全科实用手册（中西医结合）》，以供专业通道与广大基层医疗急救工作者参阅。由于编撰时间仓促及编者水平有限，不足之处恳请广大读者批评指正。

董胜利
戊戌年丁巳月于咸阳